Lynn Hagens
Perfekt im Bett

Lynn Hagens

Perfekt im Bett

So machen Sie ihn beim Sex wirklich glücklich

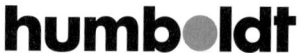

Bibliografische Information der Deutschen Nationalbibliothek

Die Deutsche Nationalbibliothek verzeichnet diese Publikation in der Deutschen Nationalbibliografie; detaillierte bibliografische Daten sind im Internet über http://dnb.ddb.de abrufbar.

ISBN 978-3-89994-211-8

Die Autorin: Lynn Hagens hat bereits mehrere Bücher zu den Themen Sex und Partnerschaft geschrieben. Für diesen Ratgeber hat sie die geheimen Wünsche und Sehnsüchte von Männern untersucht und entschlüsselt.

Originalausgabe

© 2008 humboldt
Ein Imprint der Schlüterschen Verlagsgesellschaft mbH & Co. KG,
Hans-Böckler-Allee 7, 30173 Hannover
www.schluetersche.de
www.humboldt.de

Lektorat:	Medienprojekte München, München
Covergestaltung:	DSP Zeitgeist GmbH, Ettlingen
Coverfoto:	getty images
Innengestaltung:	akuSatz Andrea Kunkel, Stuttgart
Satz:	Medienprojekte München, München
Druck:	Schlütersche Druck GmbH & Co. KG, Langenhagen

Hergestellt in Deutschland.
Gedruckt auf Papier aus nachhaltiger Forstwirtschaft.

Inhalt

Männer wollen Sex

Sich ins Bett kriegen zu lassen ist nicht schwer, aber welche Frau möchte nicht deutlich mehr sein als eine körperwarme Gummipuppe? Männer wollen Sex – das ist ganz klar. Aber darüber hinaus träumen sie von Frauen, die den Sex zu etwas ganz Besonderem machen: Frauen, die es zu erobern lohnt, die schon beim ersten Anblick ihr Herz höher schlagen lassen und die ihnen das Gefühl geben, der tollste Mann im gesamten Universum zu sein.

Jede Frau kann eine solche Göttin im Bett sein – der Weg dorthin beginnt allerdings schon lange, bevor das Objekt ihrer Begierde (also ihr Sex-Gott) auch nur in Reichweite kommt. Vergessen Sie alle Vorstellungen davon, dass eine Sex-Göttin Brüste wie Pamela Anderson, Beine wie Marlene Dietrich oder Lippen wie Angelina Jolie haben müsste – mit dem richtigen Know-how kann jede Frau eine Sex-Göttin sein, ganz egal, mit welchen körperlichen Vorzügen Mutter Natur sie auch ausgestattet hat. Was Männer wirklich glücklich macht, ist nicht Ihr Aussehen, sondern das, was Sie mit ihnen anstellen – und dann werden sie sowieso früher oder später verzückt die Augen schließen und sich ganz dem Genuss überlassen.

Indem Sie dieses Buch lesen, sind Sie bereits auf dem besten Weg, Ihren Partner im Bett wirklich glücklich zu machen. Sie müssen nicht gleich Ihre ganze Sexualität umkrempeln, um dieses Ziel auch zu erreichen. Lassen Sie sich von den folgenden Kapiteln dazu anregen, eine kleine Entdeckungsreise zu unternehmen: eine Reise, die bei Ihnen selbst beginnt und die noch lange nicht endet, wenn Sie Ihren Partner im Bett mit Ihren Entdeckungen überraschen.

Suchen Sie sich für den Anfang einfach die Tipps und Ideen aus, die Ihnen auf Anhieb am besten gefallen, und probieren Sie sie aus. Wenn Ihnen das Ergebnis zusagt, haben Sie sicher bald ganz von alleine Lust auf mehr – und ganz bestimmt wird Ihr Partner diese Lust begeistert teilen!

In diesem Sinne, viel Spaß auf Ihrem Weg zur Sex-Göttin, denn Männer wollen Sex ... und Frauen auch!
Entdecken Sie Ihre erotischen Fähigkeiten, das wünscht Ihnen Ihre

Lynn Hagens

Verwandeln Sie sich in seine Sex-Göttin

Wünschen Sie sich nicht auch von Zeit zu Zeit, dass Ihr Mann (oder Geliebter) Ihnen vor Verlangen all Ihre Wünsche erfüllt? Dass er zu jeder Heldentat bereit wäre, um Ihre Gunst zu erringen und Sie schließlich heim in sein Schloss (oder genauer genommen sein Bett) zu entführen? Dann liegen Sie mit diesem Buch genau richtig: Es ist für all die Frauen gedacht, die nicht nur Spaß in manchen Nächten haben, sondern jeden Mann so lange wie sie wollen an ihr Bett fesseln möchten.

Zur Sex-Göttin wird man jedoch nicht durch einen bloßen Zufall: Es ist viel angeborenes Talent oder die richtige Strategie nötig, damit Ihnen die Männer (oder zumindest der eine, der Ihnen besonders viel bedeutet) zu Füßen liegen.

Es kommt dabei gar nicht so sehr auf die Äußerlichkeiten an!

Auch wenn Männer vermeintlich stark auf Äußerlichkeiten fixiert sind, gibt es doch eine Menge mehr, was sie an einer Frau so anziehend finden, dass sie überhaupt erst alles dafür tun würden, um mit ihr im Bett zu landen. Was Männer wirklich anmacht, erfahren Sie in den folgenden Kapiteln. Von der inneren Einstellung über die perfekte

Vorbereitung bis hin zur richtigen Technik – hier finden Sie den Rundum-Kurs für alle Frauen, die sich ihren eigenen Stern am Himmel der Sex-Göttinnen erobern wollen.

Vom Vergnügen, einen Mann um den Verstand zu bringen

Keine Sorge: In diesem Buch geht es keineswegs darum, wie Sie Ihrem Liebsten auf Kosten Ihres eigenen Vergnügens all seine intimsten Wünsche erfüllen können. Ganz im Gegenteil: Ich möchte Ihnen zeigen, wie Sie mit sehr viel Spaß und Genuss zur Frau **Denken Sie an Ihre eigenen Wünsche und Träume!** seiner Träume werden – und dabei auch Ihre eigenen Sehnsüchte befriedigen können. Lust zu schenken kann genauso aufregend sein, wie selbst verführt zu werden! Daher möchte ich Ihnen dabei helfen, die aktive, abenteuerlustige, neugierige und erotische Seite an sich selbst zu entdecken – und mit ihrer Hilfe jeden Mann um den Verstand zu bringen.

Zwar wird es Männern immer wieder unterstellt, dass sie sich eine hingebungsvolle Geliebte wünschen, die ihnen jeden Wunsch von den Augen abliest und umgehend erfüllt, aber dabei selbst weitgehend passiv bleibt.

In Wirklichkeit wünschen sich die meisten Männer jedoch vielmehr eine Partnerin, die beim Sex genauso gerne aktiv bei der Sache ist wie sie selbst (sonst könnten sie ja wirklich auf – inzwischen erstaunlich lebensecht erhältliche – Gummipuppen zurückgreifen, die ihnen garantiert nicht untreu sind, niemals hübsche Geschenke erwarten und trotzdem alle männlichen Macken klaglos über sich ergehen lassen).

Männer spielen zwar durchaus gerne die aktive Rolle beim Sex, aber ebenso gerne lassen sie sich auch einfach einmal verwöhnen und überraschen. Natürlich träumen sie manchmal von einer Geliebten, die ihnen ergeben zu Diensten ist – und manchmal kann solch ein Spiel auch sehr erregend für beide Partner sein. In der Realität bevorzugen die meisten Männer jedoch eindeutig eine Frau, die weiß, was sie im Bett will, und dabei auch von alleine aktiv wird.

Männer lassen sich gerne auch mal überraschen

Sie wünschen sich eine Partnerin, die nicht nur verwöhnen, sondern auch genießen kann, und die ihnen das Gefühl gibt, ein begehrenswerter Mann und großartiger Liebhaber zu sein. Insgeheim unterscheiden sich Männer in dieser Hinsicht gar nicht so sehr von uns Frauen: Sie genießen es ebenso sehr, begehrt und verführt zu werden. Sie möchten manchmal einfach nur loslassen und sich ganz dem Einfallsreichtum ihrer Partnerin und ihrer eigenen

Erregung hingeben. Sie wollen wissen, dass sie ihre Lust und Leidenschaft wecken, und dass sie von ihr mit Haut und Haaren gewollt werden. Und sie sind bei all dem nur ein klein wenig – nun ja, männlicher als wir, indem sie ihre Wünsche nur selten äußern und sich selbst oft unter Druck setzen, stets die aktive, starke, führende Rolle einzunehmen.

Ob Single oder in festen Händen: frischer Wind für Ihr Liebesleben!

Sex ist nicht nur die schönste Nebensache der Welt – unser Liebesleben hat auch einen enormen Einfluss darauf, wie glücklich und zufrieden wir uns fühlen. Bei gutem Sex werden zahlreiche Glückshormone ausgeschüttet, denen der Orgasmus noch die Krone aufsetzt. So entspannt und wunschlos glücklich, wie wir uns im Anschluss daran fühlen, sind wir sonst nur selten in unserem Leben.

Sex gehört zu den wenigen Gelegenheiten, bei denen wir völlig loslassen und uns ganz unseren Empfindungen hingeben können. Diese Glücksgefühle verschwinden jedoch noch lange nicht, wenn wir uns aus den zerwühlten Laken kämpfen: Sie begleiten uns in abgeschwächter Form auch noch, wenn wir uns schon lange wieder mit den Aufgaben des Alltags herumschlagen.

Daher macht ein erfüllendes Liebesleben nicht nur für den Moment glücklich. Es verleiht dem ganzen Leben mehr Würze und hilft uns dabei, gelassener und zufriedener mit seinen Herausforderungen umzugehen. Und so werden Sie sich selbst wie auch Ihrem Partner viel Gutes tun, wenn Sie die Ratschläge dieses Buches in die Tat umsetzen!

Zu gutem Sex gehören zwei (zumindest meistens)

Guter Sex ist keine Einbahnstraße: Für die allermeisten Menschen ist Sex erst wirklich befriedigend, wenn er nicht nur sie selbst, sondern auch ihren Partner in Ekstase versetzt. Vor allem für Männer ist es wichtiger als man vermuten könnte, ihre Partnerin im Bett auch zu befriedigen – oder das zumindest zu glauben. Nicht umsonst ist die Kunst des vorgetäuschten Orgasmus seit Jahrhunderten von unzähligen Frauen perfektioniert worden.

Mit einem vorgetäuschten Orgasmus macht frau jedoch weder sich selbst, noch ihren Partner auf Dauer glücklich. Zum einen können wir Sex schließlich nur dann wirklich genießen, wenn wir auch etwas davon haben, und werden auch nur dann gerne jederzeit auf seine Verführungskünste eingehen. Und zum anderen haben auch Männer selbst in Augenblicken höchster Erregung gelegentlich einen klaren

Moment, in dem sie dieses Schauspiel durchschauen könnten – und das wäre ein herber Schlag für das männliche Selbstbewusstsein.

Für die meisten Männer ist allein schon die Vermutung, dass ihre Partnerin ihnen etwas vormachen könnte, eine enorme Verunsicherung. Und die kann ihnen den Spaß am Sex schnell verderben.

Ihre eigene Erregung wird sich auf den Liebespartner übertragen.

Es ist also praktisch unumgänglich, dass Sie bei der Erfüllung seiner heißesten Träume nicht nur ihn, sondern auch sich selbst rundum glücklich machen – ist das nicht schön? Wundern Sie sich daher nicht, wenn Sie in den folgenden Kapiteln auch viele Tipps dazu finden, wie Sie selbst den Sex mehr genießen können. Indirekt profitiert Ihr Liebster davon ebenso sehr wie Sie selbst – und er wird es Ihnen nur danken, wenn Sie mit genauso viel Lust bei der Sache sind wie er.

In jeder Frau steckt eine begnadete Liebhaberin

Ob Sie es glauben oder nicht: In jedem unscheinbaren Mauerblümchen, in jeder „Familienmanagerin", die sich zwischen Kindern und Haushalt zerreißt und auch in jeder noch so harten Business-Frau steckt auch eine verführerische Venus, die zur Sex-Göttin jedes Mannes werden kann! Falls Sie bisher dachten, solche Verwandlungen gäbe es nur im Märchen oder in romantischen Hollywood-Streifen, möchte ich Sie gerne vom Gegenteil überzeugen: Mit der richtigen Einstellung und dem passenden Know-how können Sie schon in kurzer Zeit so unwiderstehlich sein, wie Sie nur wollen – und zwar ganz ohne Schönheits-OP, Crash-Diät oder Tantra-Seminar!

Bevor wir zum heißen Kern der Liebeskunst kommen und Sie alles über Männer, ihre geheimsten Träume und wie Sie sie erfüllen können erfahren, wird es daher nun zunächst einmal um Sie selbst gehen. Ich möchte Ihnen zeigen, was alles in Ihnen steckt, und wie Sie ihre verführerischen Seiten entdecken können.

Denn eines sollte sich jede zukünftige Sex-Göttin von Casanova und seinen Nachfolgern abschauen: ihr unschlagbares Selbstvertrauen, das sie davon überzeugt, die besten Liebhaber aller Zeiten zu sein – und das diese Überzeugung schnell zur Wirklichkeit werden lässt.

Göttliches Selbstvertrauen

Was fürchten Männer mehr als den Zwang zum samstäglichen Einkaufsbummel? Genau – die zweifelnde Frage ihrer Liebsten: „Und findest du mich auch wirklich nicht zu dick / zu klein / zu groß / zu dünn / zu unscheinbar?"! Denn ganz gleich, wie wortgewandt und überzeugend er uns unsere einzigartige Vollkommenheit bestätigt, in solchen Momenten des Selbstzweifels lassen wir uns nur selten von seiner Antwort völlig beruhigen und es stehen zahlreiche Fettnäpfchen für ihn bereit.

Sicher gibt es auch Männer, die schüchterne Frauen sehr sexy finden. Meist wünschen aber auch diese sich ab einem gewissen Zeitpunkt eine Frau, die ganz genau weiß, was sie will: Nämlich mit ihnen auf dem schnellsten Weg zwischen den Laken verschwinden.

Frauen mit Selbstzweifeln dagegen können auch dem feurigsten Liebhaber über kurz oder lang den Wind aus den Segeln nehmen. Denn obwohl Fragen wie „Findest du mich auch sexy?" beim ersten Mal vielleicht noch süß wirken, führen sie spätestens bei der zehnten Wiederholung dazu, dass ihr männliches Opfer genervt die Augen verdreht und sich fragt, ob er ihr die Antwort nicht doch auf Band aufnehmen sollte.

Die Zauberformel gegen solche Ermüdungserscheinungen ist sexuelles Selbstvertrauen. Auch wenn Sie sonst eher schüchtern sind und es niemals wagen würden, als femme fatale den Mann Ihrer Träume direkt von der Straße ins nächste Hotelzimmer zu schleppen, sollten Sie eines immer ganz genau wissen: Dass Sie begehrenswert und sexy sind, wenn Sie es wollen, und dass Sie alle Selbstzweifel spätestens dann weit hinter sich lassen können, wenn Sie ihm den ersten Kuss erlauben.

Was hat sie, was ich nicht habe?

Welche Frau stand nicht schon einmal vor dem Spiegel und stellte sich diese schreckliche Frage? In Zeiten von Supermodels und Hochglanzmagazinen, in denen wir täglich perfekte Frauen auf dem Bildschirm sehen, die immer

Es geht mehr darum, was in Ihnen steckt!

gut gelaunt, hervorragend gestylt und heiß begehrt sind, ist es manchmal nicht leicht, unser Selbstbewusstsein am Leben zu erhalten.

Ständig bescheren uns Werbung und Wissenschaftler neue Gründe, uns unvollkommen und gar nicht göttlich zu fühlen: Ob erste Fältchen, Dellen am Po, Birnenfigur, PMS, ständig wechselnde Moden, unsere angebliche Zickigkeit und nicht zuletzt das Dilemma, sich zwischen einem Dasein als perfekte Mutter oder der Karriere im Beruf entscheiden zu müssen − wer einen Grund zum Zweifeln sucht, hat jederzeit eine reichliche Auswahl an Gründen, sich selbst in Frage zu stellen.

Stopp! Solche Selbstzweifel sind das erste, wovon Sie sich als angehende Sex-Göttin befreien sollten. Sie zerstören nicht nur Ihr Selbstbewusstsein, sondern auch Ihre Ausstrahlung − und die ist immerhin die wichtigste Grundlage für Ihren Sexappeal! Kein Mann ist glücklich, wenn seine Partnerin ständig an sich zweifelt und herumnörgelt. Er fühlt sich dann dazu gedrängt, ihr zu beweisen, dass sie trotz allem eine tolle Frau ist − und das zeigt er ihr doch schließlich schon dadurch, dass er überhaupt so verliebt in sie ist!

Selbstzweifel ade!

Selbstzweifel müssen bekämpft werden, sobald sie auftreten. Legen Sie sich deshalb rechtzeitig einige Strategien zurecht, mit denen Sie gefährliche Situationen locker meistern können:

■ Die Lieblingsjeans passt nicht mehr: Wenn es plötzlich zwickt und kneift, wo vorher locker Platz war, ist für selbstbewusste Frauen eines klar: Schuld sind zunächst mal nicht die leckeren Sahnetörtchen vom Bäcker nebenan, sondern die olle Waschmaschine ... Sobald auf diese Weise der erste Schock glimpflich überstanden ist, können Sie sich immer noch in Ruhe um Ihre Figur kümmern und auf getrocknete Apfelringe umsteigen.

■ Das Spiegelbild in der Umkleidekabine kann frau noch den schönsten Einkaufsbummel vermiesen: Noch immer gibt es Kabinen mit so schrecklichem Licht, dass jede Problemzone in grellen Farben aufleuchtet. Am besten verlegen Sie Ihre Einkäufe ganz in Geschäfte mit sanfter Beleuchtung. Wenn das nicht möglich ist, heißt das Motto „Augen zu und durch": Konzentrieren Sie sich ausschließlich auf die Kleidung (und wenn sie noch so winzig ist), und blenden Sie den Rest ausnahmsweise einmal völlig aus.

■ In langen Beziehungen und im Stress zwischen Job, Haushalt und Kindern kommt die Schönheitspflege oft zu kurz, und plötzlich findet frau sich dann gar nicht mehr schön. So weit sollten Sie es aber gar nicht erst kommen lassen! Reservieren Sie feste wöchentliche und monatliche Pflegetermine nur für sich. So wissen Sie sich immer gut gepflegt, und auch Ihre Seele profitiert von den regelmäßigen Streicheleinheiten.

■ Der Ex stellt seine umwerfende Neue vor: Je nachdem, wer sich von wem getrennt hat, kann das mehr oder weniger frustrierend ausfallen. Letztlich zeigt es aber nur eins: Sie sind mindestens ebenso umwerfend wie die Neue, weil sich die meisten Männer doch immer wieder in denselben Typ Frau verlieben.

■ Nebenan zieht eine atemberaubende Traumfrau ein: Auch wenn die Kirschen in Nachbars Garten immer süßer aussehen – wenn Sie die Ratschläge in diesem Buch in die Tat umsetzen, wird Ihr Liebster wissen, dass es ihm nirgendwo so gut geht wie bei Ihnen.

Sexappeal und Sinn für Humor

Dass Männer sich vor allem für die Kurven einer Frau interessieren würden, ist zum Glück nichts weiter als ein Gerücht. Mindestens ebenso wichtig wie ein hübsches Gesicht oder eine tolle Figur sind ihnen unsere inneren Werte.

Dies erklärt auch, warum es schon immer Frauen gab, die ihre Männer fest um den Finger wickelten, obwohl sie ein paar Pfunde zuviel oder zuwenig am Körper oder andere kleine Schönheitsfehler hatten.

Mit der richtigen Einstellung können Sie aus einem vermeintlichen Schön-

Männer wollen keine Hochglanzbilder, sondern echte Frauen zum Anfassen.

heitsfehler sogar eine Stärke machen: So ist Cindy Crawfords Schönheitsfleck schon lange Teil ihres Image und sicher nicht unwesentlich daran beteiligt, dass sie auf den ersten Blick als eine der schönsten Frauen der Welt erkannt wird. Zu Beginn ihrer Karriere war ihr, Gerüchten zufolge, jedoch noch dazu geraten worden, sich durch eine Operation von diesem hinreißenden „Schönheitsfehler" zu trennen ...

Sexappeal basiert nicht auf äußeren Formen: Meterlange Beine und Traummaße reizen zwar jeden Mann zu einem zweiten Blick, aber wenn die Ausstrahlung nicht stimmt, wird es auch dabei bleiben. Sexuelle Anziehungskraft entsteht erst dann, wenn Sie sich in Ihrem Körper wohlfühlen und ihn so lieben, wie er ist. Und wenn Sie dazu noch das Leben, die Liebe und nicht zuletzt den Sex lieben, wirkt das auf die Männerwelt wie ein Leuchtfeuer auf Motten – es wird Sie einfach unwiderstehlich machen.

Was Männer wirklich an uns lieben

■ Humor: Kein Mann ist gerne mit einem Eisklotz zusammen – Männer mögen Frauen mit Humor, die auch einmal über sich selbst lachen können und beschwingt durchs Leben gehen. Eine Ausnahme gibt es dabei allerdings: Kein Mann mag es, wenn über ihn gelacht wird – das verkraftet das männliche Ego einfach nicht! Erzählen Sie böse Männerwitze deshalb lieber nur Ihren Freundinnen!

Mit ihm lachen können Sie immer – über ihn lieber nicht!

■ Offenheit: Unnahbare Frauen sind nur so lange interessant, bis man sie erobert hat – wenn Sie mehr von ihm wollen, sollten Sie ihm am besten von Anfang an mit Offenheit begegnen.

■ Geheimnisvoll bleiben: Nein, das ist kein Widerspruch zum vorigen Punkt: Sie können offen auf ihn zugehen, auch ohne ihm ALLES über sich zu erzählen. In jedem Mann steckt ein kleiner Indiana Jones – ersparen Sie ihm daher den Seelen-Striptease, damit er immer wieder neue Seiten an Ihnen entdecken kann.

■ Herzlichkeit und Verständnis: Als Sex-Göttin sollen Sie ihm natürlich nicht die Mami ersetzen – aber gut aufgehoben sollte er sich trotzdem bei Ihnen fühlen. Nicht umsonst lässt sich mit gezieltem Zickenterror jeder Mann über kurz oder lang in die Flucht schlagen ... Wenn er sich auch mit seinen Macken geliebt fühlt, wird er Ihnen dagegen früher oder später aus der Hand fressen (vorausgesetzt, Sie wollen das). Besonders wichtig ist ihm Ihr Verständnis bei Pannen im Bett – aber dazu später noch mehr.

■ Selbstsicherheit: Sie wissen, was Sie wollen, und wissen auch, wie Sie es erreichen können – prima! Solange Sie dabei gelassen bleiben und Egoismus, Intrigen und allzu großen Ehrgeiz außen vor lassen, können Sie damit viele Punkte sammeln. Die Unentschlossenheit seiner Liebsten hat dagegen schon so manchen Mann an den Rand der Verzweiflung getrieben.

Wenn Sie sich selbst mögen, klappt es auch mit dem Sex.

■ Sexuelles Selbstbewusstsein: Wer sich selbst sexy findet, Spaß am Sex hat, seinen Körper kennt und weiß, wie er sich selbst und anderen Vergnügen bereiten kann, hat ganz automatisch viel davon. Und alle anderen können es mit den Tipps auf den folgenden Seiten schnell entwickeln!

Sexuelles Selbstbewusstsein entwickeln

Mit dem sexuellen Selbstbewusstsein ist es ganz ähnlich wie mit dem normalen: Manche Menschen sind von Natur aus mit einer großen Portion davon gesegnet, während viele andere sich fragen, wie sie das nur machen. Sexuelles Selbstbewusstsein ist jedoch gar nicht so schwer zu entwickeln: Mit etwas Übung werden Sie schnell die ersten Erfolge bemerken!

Einfach sexy!

Wie sexy finden Sie sich? Wenn Sie sich auf einer Skala von 1 bis 10 ohne Nachzudenken stets die volle Punktzahl geben, kann ich nur gratulieren: Den ersten Schritt auf dem Weg zur Sex-Göttin haben Sie bereits erfolgreich gemeistert. Falls Sie sich dagegen an vielen Tagen höchstens die Hälfte der Punkte geben würden, ist dies noch kein Grund zur Besorgnis: Die Mehrheit der Frauen neigt in dieser Hinsicht zu großen Selbstzweifeln. Es zeigt jedoch, dass Sie ihr verführerisches Potential offenbar noch lange nicht ausschöpfen – und das sollten Sie ab sofort ändern.

Viele Frauen fühlen sich erst dann sexy, wenn sie sich zum Ausgehen aufdonnern: Make-up, hohe Absätze, kurze Röcke und tiefe Ausschnitte sind die offensichtlichen Zeichen für verführerische Absichten, und sie ziehen garantiert die Blicke der Männer auf sich. Leider ist allein die Aufmachung aber noch keine Garantie für echten Sexappeal. Wenn die Frau dahinter sich in ihrem sexy Outfit

Selbstzweifel sind nicht angebracht. Wenn eine Frau einen Mann will, dann bekommt sie ihn auch.

nicht rundum wohl fühlt, erscheint es eher als Maskerade, mit der sie verzweifelt die Blicke auf sich ziehen will.

Um wirklich sexy zu sein, müssen Sie schon tiefer gehen: Erst wenn Sie sich auch nackt oder in einem alten, ausgebeulten Trainingsanzug sexy fühlen, bekommen Sie diese Ausstrahlung, die Männer einfach schwach werden lässt.

Sexappeal beginnt im Kopf

Wer insgeheim davon überzeugt ist, eine schüchterne graue Maus zu sein, wird kaum jemals echten Sexappeal ausstrahlen. Stellen Sie sich also vor einen Spiegel, und machen Sie sich auf die Suche nach Ihren Vorzügen! Es ist leider eine Tatsache, dass die meisten Frauen sich viel mehr auf ihre Schwächen und vermeintlichen Makel konzentrieren als auf das, was schön an ihnen ist. Sie kennen jede kleinste Hautunreinheit im Gesicht, aber die samtige Pfirsichhaut, die ihre Arme und Beine umhüllt, würdigen sie kaum eines Blickes. Daher tragen sie ein Bild ihres Körpers in ihren Köpfen, auf dem jeder Schönheitsfehler überdimensional groß erscheint.

Zeichnen Sie diese Karte ab sofort konsequent um: Verabreden Sie – am besten wöchentlich – ein Date mit sich selbst, bei dem Sie sich – am besten nackt – vor einem großen Spiegel nur ihren schönen Seiten widmen.

Jedes Mal, wenn Sie bemerken, dass Ihr Blick doch an der (echten oder eingebildeten) Orangenhaut oder anderen „Problemzonen" festklebt, sagen Sie innerlich „Stopp!" und wenden sich bewusst etwas Schönerem zu: Ihrem Schwanenhals, den reizenden Löckchen in Ihrem Nacken, Ihren Händen, Füßen, kurzum jedem Körperteil, der sonst viel zu wenig Beachtung erhält, obwohl er doch eigentlich sehr ansehnlich ist!

Lassen Sie dabei alle Modediktate und geschönten Model-Fotos hinter sich, und machen Sie sich bewusst, dass zu

Überzeugen Sie sich selbst: Ich bin schön!

allen Zeiten und an allen Orten der Welt die verschiedensten Dinge als wunderschön gelten: In Brasilien ist die hier als „Birnenfigur" geschmähte Körperform hoch begehrt (und wird viel hübscher als „Gitarrenfigur" bezeichnet), in Teilen Afrikas lässt eine kleine Zahnlücke die Männerherzen schmelzen, und der aktuelle Schlankheitskult hätte noch vor gar nicht allzu langer Zeit die meisten europäischen Männer schlicht und einfach nur abgeschreckt. So können Sie die positiven Bereiche Ihres Selbstbildes nach und nach ausdehnen, bis sie eindeutig überwiegen.

Indem Sie sich bewusst auf die schönen Seiten Ihres Aussehens konzentrieren, verändern Sie langsam aber sicher auch Ihr Selbstbewusstsein: weg vom belastenden Problemzonen-Bewusstsein hin zu dem Wissen, dass Sie auf Ihre ganz persönliche Weise eine schöne Frau sind – und dies wird sich auch in Ihrer Ausstrahlung zeigen!

Die Macht der Körpersprache

Sexuelles Selbstbewusstsein – und damit Sexappeal – zeigt sich jedoch nicht nur in der Ausstrahlung. Auch unsere Körpersprache wird unmittelbar davon beeinflusst, wie schön und begehrenswert wir uns fühlen. Wie wir gehen, stehen und uns bewegen wirkt dabei oft viel direkter auf unser

Denken Sie an erotische Momente, Ihr Körper wird die Gedanken in Signalen ausdrücken.

Gegenüber, als das, was wir tun oder sagen, denn unbewusst erkennt jeder Mensch auf Anhieb die Signale der Körpersprache.

Wenn wir uns unsicher oder unwohl fühlen, verschränken wir Arme oder Beine vor dem Körper. Wer unglücklich oder verzweifelt ist, sackt bald mit hängenden Schultern in sich zusammen. Wer grübelt und sich sorgt, legt unwillkürlich die Stirn in Falten, und sein Blick richtet sich nach innen. All diese Signale wirken nicht besonders erotisch auf unser Gegenüber.

Mit der richtigen Körpersprache können Sie Ihren Partner dagegen in Windeseile anmachen – und ganz nebenbei noch Ihr sexuelles Selbstbewusstsein stärken. Der Zusammenhang zwischen Stimmung und Körpersprache funktioniert nämlich nicht nur in eine Richtung: Genauso, wie unser Innenleben unsere Haltung beeinflusst, können wir auch bewusst durch unser Auftreten unsere Einstellung beeinflussen! Probieren Sie es aus: Richten Sie sich auf, drücken Sie Ihren Rücken leicht durch und die Brust heraus, ziehen Sie die Schultern etwas nach hinten und heben Sie den Kopf, so dass Ihr Blick nicht mehr nach unten, sondern geradeaus gerichtet ist – und achten Sie darauf, was Sie dabei empfinden.

Drücken Sie Ihre Gefühle und Ihren Sex durch den Körper aus.

Ganz von allein werden Sie sich wacher und aufmerksamer fühlen, und auch Ihre Stimmung hebt sich um mehrere Stufen.

Deshalb können Sie schon mit einem kleinen Trick und etwas Übung erotischer wirken und Ihr sexuelles Selbstbewusstsein stärken: Verändern Sie bewusst Ihre Körpersprache! Eine aufrechte, entspannte Haltung, ein leichter Hüftschwung, ein beschwingter Gang und ein Lächeln sind die

Grundlage dafür. Für noch mehr Sexappeal drücken Sie außerdem die Brust leicht heraus und ziehen die Schultern etwas zurück, heben den Kopf und sehen Ihrem Gegenüber direkt in die Augen. Dabei ist Ihr Spiegel wieder einmal Ihr bester Freund: Üben Sie Ihre neue Körpersprache ruhig ein wenig, bevor Sie sie der Welt präsentieren, dann wirkt sie noch natürlicher.

Tanzen Sie sich schön!

Und hier mein Lieblings-Tipp für eine unwiderstehliche Körpersprache: Gehen Sie Tanzen! Tanzen ist die beste Methode, um ein besseres Gefühl für den eigenen Körper und seine Bewegungen zu bekommen. Vor allem

Feurige Rhythmen machen Lust auf mehr.

beim Bauchtanz, aber auch bei heißen Salsa-Rhythmen, feurigem Tango und energiegeladenen afrikanischen Tänzen lernen Sie, Ihr erotisches Potenzial zu aktivieren. Ihre Körpersprache verbessert sich so ganz von alleine – und Sie bekommen dabei den gekonnten Hüftschwung, mit dem Sie jeden Mann um den Verstand bringen können!

Entdecken Sie Ihre Lust!

Haben Sie Lust auf Sex? Wissen Sie, was Sie wollen, und vor allem, wie Sie berührt werden wollen, um in ekstatischen Wellen zum Höhepunkt zu kommen? Auch wenn es vielleicht seltsam klingt: Den besten Sex seines Lebens wird

Ihr Partner erst dann haben, wenn auch Sie mit echtem Genuss bei der Sache sind.

Auch wenn Sex allein nicht dasselbe ist wie Sex zu zweit: Sich selbst zu befriedigen ist der sicherste Weg, um den eigenen Körper besser kennen zu lernen und herauszufinden, was ihn so richtig in Fahrt bringt. Allein können Sie in Ruhe herausfinden, wo und wie Sie angefasst werden wollen. Sie können damit experimentieren, auf wie viele verschiedene Weisen Sie zum Orgasmus kommen können – schnell, direkt und heftig, verspielt und sinnlich, oder auch langsam und genüsslich. Ob mit Ihren Fingern, einem Vibrator oder anderem Spielzeug, oder auch mit dem Wasserstrahl des Duschkopfes: Finden Sie heraus, was Ihnen Spaß macht, und genießen Sie es. Das hat gleich mehrere Vorteile:

■ Sie können Ihrem Liebsten leichter zeigen oder sagen, was Sie wirklich scharf macht – Männer stehen darauf, genau zu wissen, wie sie ihre Partnerin zum Orgasmus bringen können (und Sie selbst haben davon natürlich auch etwas).

■ Orgasmen machen sexy: Nicht nur weil sie so schön entspannend sind, sondern weil sie Ihre sexuelle Energie in Schwung bringen – und das strahlen Sie auch Stunden später noch aus. Niemand wird Ihnen ansehen, wie Sie es angestellt haben – aber die Atmosphäre in Ihrer Umgebung knistert trotzdem gleich viel mehr.

■ Auch wenn das Unbekannte manchmal ganz spannend ist: Ihr sexuelles Selbstbewusstsein wird umso größer, je besser Sie Ihren eigenen Körper und seine Reaktionen kennen, und je wohler Sie sich beim Sex in Ihrer eigenen Haut fühlen. Und guter Sex macht einfach Lust auf mehr – ganz gleich, ob alleine oder zu zweit.

Alles, was Sie über Orgasmen wissen müssen

Der weibliche Orgasmus ist für viele Männer – und auch so manche Frau – immer noch ein unbekanntes Wesen: Mal überrascht er sie ganz unerwartet und heftig, und mal will er sich einfach nicht blicken lassen. Während es vor gar nicht allzu langer Zeit noch viel zu viele Frauen gab, die gar nicht wussten, zu was für orgiastischen Empfindungen sie fähig sind, schlägt das Pendel nun schön langsam in die andere Richtung aus: Seit der Entdeckung des multiplen Orgasmus fragen sich nicht wenige von uns, was sie nur falsch machen, wenn es denn einfach nur für einen einzigen Höhepunkt reicht – und setzen sich damit auf eine Weise unter Druck, die dazu

Was Männer und Frauen spüren, wenn es soweit ist.

führen kann, dass sie gar nicht erst in den Genuss des großen Moments kommen.

Weibliche Orgasmen gleichen ihrem männlichen Gegenstück nur bedingt. Während der Mann bei anhaltender Erregung einen „Point of no return" erlebt, ab dem die orgasmische Entladung nur noch eine Frage der Zeit (und zwar relativ kurzer Zeit) ist, können Frauen auch kurz vor dem Orgasmus noch so abgelenkt werden, dass dieser im Sande verläuft.

Ein kleiner Trost ist immerhin, dass der weibliche Orgasmus dafür einige Sekunden länger dauert.

Eine Unterscheidung zwischen verschiedenen Orgasmustypen wie klitoralen und vaginalen Orgasmen lässt sich übrigens so streng nicht aufrechterhalten. Falls Sie zudem irgendwo gelesen haben, dass nur ein vaginaler Orgasmus ein richtiger Orgasmus wäre, können Sie das getrost wieder vergessen: Jede Art von Orgasmus kann mal weltbewegend und mal auch nur ganz nett sein, egal ob er durch eine Punktlandung auf dem G-Punkt hervorgerufen wird, durch Knabbern an den Brustwarzen oder allein durch erregende Fantasien (auch das ist mit etwas Talent und Übung durchaus möglich!).

Zeigen Sie ihm, wie er Sie glücklich machen kann. Es wird auch ihm gefallen.

Die sicherste Methode, einen Orgasmus zu erleben, ist für die meisten Frauen allerdings immer noch die Stimulation der Klitoris.

Ganz gleich, ob durch Küssen, Lecken, geschickte Fingerspiele oder mithilfe eines Vibrators: Der Lustknopf am vorderen Treffpunkt der kleinen Schamlippen ist für einen befriedigenden Sex wichtiger als die ausgefeiltesten Kamasutra-Stellungen. Falls Ihr Liebhaber das noch nicht entdeckt hat, sollten Sie es ihm unbedingt erzählen oder zeigen – er wird begeistert darüber sein, wie viel Freude er Ihnen damit schenken kann. Am besten finden Sie vorher heraus, wie viel und welche Stimulation Ihnen in diesem sensiblen Bereich gut tut, und weihen ihn dann in Ihre Entdeckungen ein.

Der Orgasmus ist für viele Menschen im wahrsten Sinne des Wortes der Höhepunkt beim Sex. Trotzdem muss an dieser Stelle einmal gesagt werden, dass es durchaus kein Grund zur Besorgnis ist, wenn man (oder frau) ihn nicht jedes Mal erlebt. Sich nur auf den Orgasmus zu konzentrieren, nimmt dem Liebesspiel viel von seiner Leichtigkeit, und all die anderen schönen Empfindungen dabei verlieren dadurch schnell an Wert. Ebenso schön, wie selbst einen Orgasmus zu haben, kann es sein, den Partner dazu zu bringen und zu beobachten, wie Ihre Liebkosungen ihn in höchste Ekstase versetzen.

Genauso erregend kann es sein, sich ganz ohne weitere Absichten nur durch Küsse und Berührungen gegenseitig Lust zu schenken und diese zu genießen. Und auch ein gemeinsamer Höhepunkt ist zwar schön, aber er wird selbst von den besten Liebhabern nur gelegentlich erreicht – und oft auch gar nicht angestrebt, weil es genauso erregend sein kann, sich abwechselnd gegenseitig zum Höhepunkt zu bringen.

Mehr Spaß am Sex

Männer lieben Frauen, die Sex lieben – denn der ist gleich zehn Mal besser, wenn beide ganz wild darauf sind. Jahrhunderte der Prüderie und Sinnesfeindlichkeit haben jedoch bis heute ihre Spuren hinterlassen: Immer noch empfinden viele Menschen beim Gedanken an Sex nicht nur Erregung, sondern sie fühlen sich auch unsicher, gehemmt und manchmal sogar voller Scham – als würden sie etwas Verbotenes tun. Dies trägt natürlich nicht gerade dazu bei, mehr Spaß im Bett zu haben.

Da Sie dieses Buch in Händen halten, gehe ich jedoch davon aus, dass Sie den wichtigsten Schritt hin zur vollendeten Liebeskunst schon getan haben: Sie wissen, dass Sex etwas Wunderbares sein kann und wollen herausfinden, welche freudigen Überraschungen Sie dabei noch erleben können. Und Sie sind aufgeschlossen und neugierig genug, um auch Ihren Liebsten im Bett wirklich glücklich machen zu wollen.

Dafür ist es jedoch ganz entscheidend, dass Sie eines nicht vergessen: Ihr eigenes Vergnügen! Daher sollte sich im Bett niemals nur alles darum drehen, wie Sie Ihrem Partner die meiste Lust verschaffen! Sobald Sie ihn zwischen die Laken gezerrt haben, dürfen Sie ruhig auch ein wenig egoistisch sein und sich nehmen, was Sie brauchen – glauben Sie mir, solange Sie ihn dabei nicht völlig vergessen und links liegen lassen, wird er Ihnen durchaus nicht böse sein. Ganz im Gegenteil, denn je mehr Spaß Sie selbst am Sex haben, desto öfter werden Sie ihn in Zukunft mit Ihrer Lust überfallen!

Tricks aus Venus' Schatzkiste

Wahre Sex-Göttinnen sind Meisterinnen darin, ihre Vorzüge zu betonen und Schwachstellen unauffällig zu überspielen – wenn sie sie nicht sogar zu ihrem Vorteil einsetzen. Ein absolut perfektes Äußeres wirkt auf die meisten Männer zwar verlockend, aber nicht wirklich anziehend. Absolute Perfektion hat etwas Beängstigendes – mann fragt sich in ihrem Angesicht unwillkürlich, ob er so viel Schönheit überhaupt gewachsen ist, und ob er es wagen darf, ihre Make-up mit seinen Küssen zu verschmieren …

Trotzdem wissen es selbst Männer, die ihre eigene Körperpflege nur nach minimalistischsten Grundsätzen betreiben, zu schätzen, wenn ihre Frauen sich für sie hübsch machen (allerdings nur, solange sie nicht stundenlang vor der Badezimmertür auf sie warten müssen). Nicht umsonst ent-

Männer mögen es hübsch und gut riechend. Alles andere ist ein Gerücht.

steigt die Liebesgöttin Venus auf vielen Darstellungen schaumgebadet dem Meer: Männer mögen es, wenn Frauen sich frisch duftend mit wehendem Haar in ihre Arme werfen.

Traummaße und blonde Locken sind zwar zum Glück nicht nötig, um in Venus' Fußstapfen zu treten, aber etwas Schönheitspflege schadet auf keinen Fall – denn ungepflegt wären auch aus Sophia Loren oder Marilyn Monroe keine Sex-Göttinnen geworden.

Denn das Auge isst auch mit

Vom sehnlichen Wunsch aller Frauen, schön und begehrenswert zu sein, lebt eine ganze Industrie, und manche Frauen haben fast so viele Kosmetikartikel wie Schuhe in ihren Schränken aufgetürmt ... Soviel Aufwand ist aber zum Glück gar nicht nötig, um in den Augen der Männer ein wunderbarer Blickfang zu sein.

Die meisten Männer legen auf tolles Make-up und eine perfekte Frisur viel weniger Wert als ihre Frauen. Um Enttäuschungen zu vermeiden, hilft da nur eins: Machen Sie sich nicht nur für ihn schön, sondern vor allem für sich selbst.

Der eine mag es üppig, der andere ganz schlank.

Wenn Sie sich wohl in Ihrer Haut fühlen, wird auch er sich schnell mit Ihren persönlichen Pflege-Ritualen anfreunden. Die meisten Männer sind in dieser Hinsicht zum Glück erstaunlich anpassungsfähig.

Viel interessanter als ihr Make-up finden Männer sowieso die Figur einer Frau. Sie muss dabei nicht notwendigerweise schlank sein: Es gibt eindeutig viel mehr Frauen, die sich wegen jedes zusätzlichen Kilos Sorgen machen, als

Männer, die tatsächlich nur dünne Frauen sexy finden. Fragt man einmal genauer nach, stellt sich nämlich heraus, dass die meisten Männer immer noch von Kurven träumen – und die werden dann doch erst ab Kleidergröße 38 so richtig rund. Wichtiger als der Umfang der Figur ist ihnen, dass sie wohlgeformt ist.

Falls Sie sich also für Ihren Partner in Form bringen wollen, kann ich nur zu einem raten: Quälen Sie sich nicht mit einer Diät, die Ihnen noch dazu auf die Stimmung schlagen könnte, sondern gehen Sie tanzen, schwimmen oder zum Workout ins Fitnessstudio – Hauptsache, es bringt Sie außer Atem und Ihren Kreislauf in Schwung. Das strafft nicht nur die Haut und lässt Sie sportlicher aussehen, sondern es verbessert außerdem Ihr Körpergefühl und macht Sie fit für viele aufregende Liebesspiele.

Hübsch eingepackt

Selbst Männer, die sonst auf jede überflüssige Dekoration verzichten, wissen es zu schätzen, wenn das Objekt ihrer heißesten Begierde hübsch eingepackt vor ihnen erscheint. Kurze Röcke, hohe Absätze und vor allem Dessous sind mit Sicherheit von Männern

Eine hübsche Verpackung regt die Fantasie an.

erfunden worden – und falls nicht, dann von Frauen, die ihren Männern jeden Wunsch von den Augen ablesen konnten. Keine Sorge: Sie müssen weder Ihren letzten Cent für Designerklamotten ausgeben noch für den Rest Ihrer Tage in High-heels und Strapsen herumlaufen, um Ihren Liebsten für immer an sich zu fesseln. Aber es wird sich lohnen, wenn Sie Ihre Schränke nach den folgenden Gesichtspunkten aussortieren:

■ Kaum ein Mann mag Kleidung, die an ein Zelt erinnert und offensichtlich ungeliebte Körperpartien kaschieren soll. Selbst wenn er weiß, dass ein Traumkörper daruntersteckt, möchte er dessen Konturen doch lieber sehen – oder wenigstens durch durchsichtige Stoffe erahnen können.

Die richtige Kleidung ist jene, die zu Ihrem Typ passt. Da gibt es keine feste Regeln.

■ Anstatt sich mit vermeintlichen Problemzonen zu belasten, ist es viel ratsamer, sich auf Ihre Schokoladenseiten zu konzentrieren und diese großzügig zu betonen – mit Ausschnitten an den richtigen Stellen, perfekt sitzenden Schnitten und aufregenden Farben.

■ Falls Sie nicht sicher sind, wo Ihre Schokoladenseiten liegen und auch der Rat von Freundinnen eher wohlwollend als ehrlich klingt, können Sie sich professionell beraten lassen. Die Investition lohnt sich, weil Sie danach mit etwas Glück nie wieder sinnlos Geld für Kleidung in falschen Farben oder Schnitten ausgeben, die Sie dann doch nie tragen.

■ Unterstreichen Sie Ihren Typ. Manche Frauen sind im Natur-Look unwiderstehlich, andere sind der geborene

Vamp. Die eine macht im Kleidchen eine super Figur, die nächste in der Biker-Lederjacke ihres Partners. Auch hier kann eine Typberatung weiterhelfen. Verbannen Sie alles aus Ihrem Schrank, in dem Sie sich verkleidet oder unwohl fühlen – selbst wenn es an einer anderen Frau das schärfste Outfit des Universums wäre. Konkret heißt das:

Wenn Sie auf hohen Absätzen nicht laufen können, bleiben Sie bei flacheren Schuhen. Obwohl hohe Absätze den Gang und den Po sexy machen, haben Sie davon gar nichts, wenn Sie bei jedem dritten Schritt umknicken.

Wenn Sie sich in Miniröcken halbnackt fühlen, verzichten Sie auch darauf. Mit eng anliegenden Hosen oder langen Röcken aus perfekt fallenden Stoffen können Sie Ihre Figur ebenso gut zur Geltung bringen – und haben viel mehr Sexappeal, weil Sie sich entspannter und freier bewegen.

Denken Sie an die für Sie richtige und passende Farbe.

Hosen und Hosenanzüge können enorm sexy sein – wenn sie an den richtigen Stellen die Figur betonen und mit verspielten, aufregenden Details kombiniert werden.

Selbst unscheinbare T-Shirts können heiß sein, wenn sich wohlgeformte (oder von einem tollen BH in die perfekte Form gebrachte) Brüste darunter abzeichnen. Grundsätzlich empfiehlt es sich jedoch, lieber gleich auf figurnahe Schnitte und einen schönen Ausschnitt zu achten, wenn Sie sich verführerisch anziehen wollen. Bei Oberteilen ist es besonders wichtig, dass die Farbe zu Ihrem Teint passt – auch wenn das bei einem entsprechenden Ausschnitt möglicherweise kein Mann bewusst wahrnimmt.

■ Nun fehlt nur noch das Wichtigste: Alles, was er erst zu Gesicht bekommt, wenn er Sie vom Rest der Kleidung schon befreit hat. Ob Slip oder Spitzenhöschen – auch hier gilt, dass jede Frau das tragen sollte, was am besten zu ihr passt. Schöne Dessous bedeuten den meisten Männern jedoch genauso viel wie die Verpackung ihrer Weihnachtsgeschenke: Obwohl sie nur kurz gewürdigt und dann möglichst schnell ausgepackt werden, sollten sie doch viel Vorfreude auf den Inhalt wecken – oder würden Sie eine Rolex etwa in Zeitungspapier verpacken? Auf der Hitliste der Männerwünsche stehen Spitze, seidige Stoffe und Schnitte, die alle Kurven gut in Szene setzen. Zuviel Stoff sollte dabei jedoch nicht im Spiel sein, außer er ist einladend durchsichtig. Auch Strapse sind nach wie vor ein Klassiker, der Männerherzen höher schlagen lässt – und wenn auch nur deshalb, weil nur wenige Frauen sich in Strapse werfen, ohne eindeutige Absichten damit zu verfolgen …

Wenn Sie unsicher sind, welche Dessous ihren Partner so richtig in Fahrt bringen, bitten Sie ihn doch zu einem gemeinsamen Einkaufsbummel – dabei wird er ausnahmsweise einmal gerne mitkommen. Oder Sie lassen ihn im Katalog oder im Internet aussuchen – auch wenn er es nicht lange aushält, einfach nur hinzusehen.

Den Fisch an die Angel bekommen

Eine Sex-Göttin zu sein, nützt Ihnen natürlich gar nichts, wenn Sie niemanden haben, der Sie dafür bewundert. Falls Sie also noch keinen Partner haben, wird es höchste Zeit, einen Mann an die Angel zu bekommen. Das sollte Ihnen nach den Tipps aus dem vorigen Kapitel nicht weiter schwer fallen – immerhin wissen Sie nun schon alles, was Sie brauchen, um äußerst reizvoll auf die Männerwelt zu wirken. Auf den folgenden Seiten finden Sie als zusätzliche Hilfe eine Auswahl der besten Flirt-Tipps. Mit ihrer Hilfe werden Sie das Objekt der Begierde schnell an Ihr Bett gefesselt haben.

Falls Sie noch keinen speziellen Mann im Auge haben, den Sie mit Ihren Liebeskünsten beglücken wollen, müssen Sie zunächst einmal einen passenden Mann kennen lernen. Männer gibt es wie Sand am Meer – sollte man meinen. Immerhin ist rund die Hälfte der Weltbevölkerung männlich. Aber den richtigen und passenden Mann zu finden, gestaltet sich unter diesen Massen trotzdem oft ganz schön schwierig.

Eines ist wichtig: Machen Sie sich vor Beginn der Suche schon ein möglichst klares Bild von dem, was Sie sich eigentlich erträumen. Je genauer Ihre Erwartungen und Ihr

Beuteschema sind, desto schneller können Sie mögliche Fehlgriffe wieder aussortieren.

Nehmen Sie sich dafür ruhig ein bisschen länger Zeit: Ein langer Nachmittag mit Ihrer besten Freundin als Ratgeberin ist das absolute Mindestmaß für eine erfolgversprechende und gelungene Planung. Alle Verflossenen und deren Fehler sollten Sie in diese Überlegungen natürlich einbeziehen – schließlich ist es wirklich nicht nötig, denselben Fehler mehr als ein Mal zu machen, oder? Und wenn ein Typ Ihrem Ex gleicht wie ein Ei dem anderen, müssen Sie davon ausgehen, dass er auch ähnliche Macken mit sich herumträgt, das lehrt die Erfahrung.

Nur wer weiß, was er sucht, kann finden, was er will.

Wenn erst einmal klar ist, auf welche Sorte Mann Sie die Jagd eröffnen wollen, ergibt sich die Wahl des Jagdreviers dann meist ganz von alleine:

■ Sportliche Männer finden Sie im Fitness-Studio, im Sportverein oder im Schwimmbad (dort können Sie seinen Fitness-Zustand auch gleich in Augenschein nehmen).

■ Naturfans treffen Sie in der Berghütte oder beim Survival-Kurs.

■ Partylöwen bei heißen Clubnächten und auf den angesagtesten Konzerten.

■ Karrieretypen auf der After-Work-Party oder in der Mittagspause in der eigenen Firma (einen Workaholic werden

Sie sich aber hoffentlich nicht aussuchen – dem bleibt nämlich nicht viel Zeit für Sex).

■ Der häusliche Typ – tja, der ist zugegebenermaßen
etwas schwieriger anzutreffen. Aber mit etwas Glück lernen Sie seine Schwester oder seine Clique kennen, und
dann ergibt sich der Kontakt schnell bei Grillabenden oder
Partys unter Freunden.

Flirt-Tipps von Experten und Expertinnen

Ganz gleich, ob Sie schon länger ein Auge auf Ihr Opfer
geworfen haben, oder ob er plötzlich wie aus dem Erdbo-
den gewachsen vor Ihnen steht: Sobald Sie sich für ihn ent-
schieden haben, wird es Zeit, die hohe Kunst des Flirtens
anzuwenden.

Achten Sie dabei als erstes auf Ihre Körpersprache – Sie
wissen ja schon, wie viel Sie damit signalisieren können.
Am besten richten Sie sich zuerst einmal auf und denken
daran, Ihren Kopf ein wenig in die Höhe zu recken sowie
die Kurven von Brust und Po gekonnt zur Geltung zu bringen. Vermeiden Sie auf jeden Fall eine verschlossene Haltung: Vor der Brust gekreuzte Arme haben beim Flirten
keinen Platz. Übereinander geschlagene Beine können
dagegen eine gute Methode sein, seinen Blick darauf zu

lenken – aber nur, wenn Sie dabei die Beine nicht unter Ihrem Stuhl verknoten, sondern gelassen von sich strecken.

Schau mir in die Augen, Süßer

Um den ersten Kontakt herzustellen, ist das Blickfang-Spiel die beste Wahl: Richten Sie Ihren Blick auf ihn, solange er woanders hinsieht.

Da wir von Natur aus alle einen siebten Sinn dafür haben, ob wir beobachtet werden, wird auch er sich irgendwann ihrer Blicke bewusst werden. Sobald er Sie ansieht, wenden Sie jedoch schnell die Augen ab und tun so, als würden Sie sich mit etwas anderem beschäftigen.

Wiederholen Sie dieses Spielchen einige Male, wobei Sie ihm ruhig einmal einen Moment länger in die Augen sehen oder ihm ein kleines Lächeln schenken können.

Spätestens dann sollte er begreifen, dass Sie Interesse an ihm haben – und wenn er nicht völlig uninteressiert am weiblichen Geschlecht oder schon vergeben ist, wird ihn dieses Interesse zwangsläufig neugierig machen, und der Weg für ein paar erste Worte und eine neue Bekanntschaft ist geebnet.

Angeln und sich angeln lassen

Bleiben Sie ruhig und gelassen und atmen Sie tief durch, bevor Sie zum Angriff übergehen – wobei das mit dem

Angriff nicht wörtlich gemeint ist, denn Sie wissen ja: Männer sind die geborenen Eroberer, und nichts zieht sie mehr an als eine reizvolle Frau, die es ihnen nicht zu leicht macht.

Die meisten Männer entwickeln dagegen recht schnell Fluchtreflexe, sobald eine Frau zu aktiv wird und daran arbeitet, sie mit allen Mitteln herumzukriegen. Nur die wirklich Schüchternen sind froh, wenn Sie die Initiative ergreifen – aber nicht einmal die sollten Sie sofort an den Haaren packen und ins nächste Bett schleifen …

Ein gekonnter Flirt ist wie ein spannendes Spiel. Er erfordert eine gelungene Balance zwischen Offenheit und Zurückhaltung. Kein Mann will eine Frau erobern, die sich ihm sofort um den Hals wirft. Also: Auch, wenn es Sie noch so sehr reizen würde, bewahren Sie Haltung und geben Sie Ihren Impulsen noch nicht zu früh nach.

Signalisieren Sie Offenheit und Interesse – am besten durch Ihre Körpersprache, indem Sie sich ihm zuwenden, mit Ihrem Haar spielen, ihm ausgiebig in die Augen und auf die Lippen sehen und Ihr ganzes göttliches Selbstbewusstsein zum Einsatz bringen. Zeigen Sie aber gleichzeitig, dass Sie es

Signalisieren Sie Interesse, aber lassen Sie ihn auch ein wenig zappeln.

trotz allem Interesse auf gar keinen Fall nötig haben, tatsächlich in seinen Armen zu landen – erzählen Sie um Himmels willen nichts von Einsamkeit oder zurückliegenden Trennungen, und legen Sie ruhig einmal eine kleine Gesprächspause ein, um sich selbst etwas zu trinken zu holen.

Wenn er aktiv wird und sich eindeutig um Sie bemüht, dürfen Sie natürlich schon darauf eingehen. Kommen Sie ihm aber fürs Erste nicht zu weit und zu schnell entgegen, um die Spannung nicht zu zerstören – auch wenn Sie sich minutenlang das Lachen verkneifen müssen, während er hilflos herumdruckst und herauszufinden versucht, ob Sie nicht doch schon in festen Händen sind. Kurzum: Geben Sie Ihrem zukünftigen Bettgefährten die Chance, sich Ihre Eroberung auf die eigenen Fahnen zu schreiben – auch wenn Sie selbst es besser wissen. Männer wissen es einfach mehr zu schätzen, wenn sie Ihre Partnerin in heißem Ringen erst von sich überzeugen müssen. Weil das so ist, erfüllen Sie ihm schon damit einen ersten kleinen Traum.

Macho oder Mauerblümchen

Weil trotz aller Klischees nun mal nicht alle Männer gleich sind, ist an dieser Stelle ein kleiner Überblick über die häufigsten Typen nötig – und darüber, wie Sie ihnen am besten an die Wäsche gehen. Sobald sie im Bett gelandet sind, sind die Vorlieben der Herren der Schöpfung recht ähnlich. Aber um sie erst einmal dorthin zu bekommen, ist die passende Strategie eine große Hilfe. Die folgenden Tipps gelten dabei nicht nur für die ersten Dates: Auch wenn Sie schon länger mit Ihrem Partner zusammen sind, können Sie ihn umso leichter glücklich machen, je genauer Sie wissen, was seine Vorlieben sind.

Mann oh Mann – die häufigsten Typen

■ Macho: Dieser Mann weiß, was er will: Er möchte Sie herumkriegen und in seine Höhle schleifen. Beim Macho ist sein Erfolg bei Frauen besonders wichtig für sein Ego. Daher tun Sie ihm den größten Gefallen, wenn Sie sich von ihm erobern lassen. Weibliche Eigeninitiative schreckt ihn dagegen eher ab. Im Bett können Sie viel Spaß mit einem Macho haben, denn genauso wichtig wie sein eigenes Vergnügen

Macho, Frauenversteher ... welchen Typ hätten Sie denn gerne?

ist ihm, dass er für seine Partnerin ein ganzer Mann ist und sie rundum befriedigen kann. Da kann es sich lohnen, seine kleinen Macken auszuhalten und ihm das Gefühl zu geben, dass er mindestens so unwiderstehlich ist wie James Bond oder Indiana Jones.

■ Frauenversteher: Auch wenn andere Männer auf „Frauenversteher" gerne herabsehen: Auf seine Weise ist dieser Typ meist genauso männlich wie der größte Macho. Der wichtigste Unterschied ist, dass sein Ego nicht den zentralen Platz in seinem Bewusstsein einnimmt, sondern noch genügend Platz für den Rest der Menschheit lässt – zumindest für deren weibliche Hälfte. Ein Frauenversteher geht gerne auf Sie und Ihre Wünsche ein, und er wird begeistert sein, wenn Sie ihm verraten, was Sie Schönes mit ihm vorhaben.

Zwar ist sein Verständnis für alle Frauen oft auch eine Masche, um sie um den Finger zu wickeln. Das muss aber kein Nachteil sein: Solange Sie wissen, was dahintersteckt, haben Sie hier einen Mann, bei dem Sie Ihre Eigenheiten auch einmal ausleben können. Nur zu abweisend sollten Sie nicht sein, denn wenn sein Verständnis nicht ausreichend gewürdigt wird, zieht der Frauenversteher schnell beleidigt von dannen.

■ Softie: Auch der Softie ist besser als sein Ruf. Sie sollten allerdings nicht zu hart zu ihm sein, und starke Frauen können ihn schon einmal unbeabsichtigt durch ihren Auftritt in die Flucht schlagen.

Am besten nähern Sie sich dem Softie auf seine Weise: ganz sanft und ohne zuviel Aufregung. Danach können Sie mit ihm perfekt die angenehmen Seiten des Lebens genießen, denn Vergnügen und Genuss liegen ganz auf seiner Linie – solange es nicht zu anstrengend wird. Daher ist seine Gesellschaft ideal für romantische Ausflüge an den Karibikstrand oder lange Sonntage im Bett. Für Piratenüberfälle und andere Abenteuer sollten Sie jedoch lieber auf einen anderen Männertyp zurückgreifen.

■ Metrosexuell: Auch wenn der Trend schon nicht mehr ganz aktuell ist: Es gibt noch genug dieser ewig-jugendlichen Großstadtgeschöpfe, die Männermagazine lesen (im Unterschied zu anderen Männern, die nur die Fotos ansehen), genauso viel Zeit mit Schönheitspflege verbringen wie wir und modisch mindestens ebenso up to date sind. Auch im Bett ist dieser Typ für alles zu haben, wenn es nur im Trend liegt – oder Sie ihm das geschickt weismachen. Um ihn dorthin zu bekommen, müssen Sie jedoch mindestens ebenso cool sein wie er selbst.

Dann kommen Sie aber auch ganz wie von selbst mit ihm ins Gespräch. Wenn Sie auf die klassischen Geschlechterrollen gerne verzichten und es Ihnen nichts ausmacht, Bad und Kleiderschrank zur Hälfte für ihn frei zu räumen, haben Sie mit diesem Typ sicher viel Spaß. Er wird allerdings erwarten, dass Sie genauso oft die Initiative ergreifen wie er selbst: Ein ideales Testobjekt für Ihre neuen Liebeskünste!

Ein Narziss wird eine echte Herausforderung sein.

■ Narziss: Ein Narziss ist da schon ein schwierigerer Fall. Er ist zunächst einmal in sich selbst verliebt, und dann erst kommen alle anderen. Dieser Typ ist leider weiter verbreitet, als uns lieb sein kann, und hat schon viele Frauen in die Verzweiflung getrieben. Auch wenn Sie ihn noch so gekonnt verführen: Er wird es zwar genießen und mehr davon wollen, aber nur selten dazu bereit sein, Ihre Hingabe zu erwidern. Falls Sie ihn trotzdem wollen (und sei es auch nur zu Übungszwecken): Zeigen Sie ihm einfach, wie toll Sie ihn finden, und dass Sie eine würdige Verehrerin für ihn sind. Er wird sich dann gnädig Ihrer Bewunderung und Ihren Liebkosungen hingeben. Wenn Sie ihn danach wieder loswerden wollen, reichen schon einige überzogene Erwartungen und ein wenig Herumgezicke, und er wird ganz von alleine die Flucht ergreifen.

■ Mauerblümchen: Mauerblümchen gibt es schon lange nicht mehr nur unter uns Frauen: Seit immer mehr Frauen emanzipiert und selbstbewusst ihren Weg gehen, gibt es immer mehr Männer, die sehnsüchtig am Wegesrand stehen und darauf hoffen, dass Ihre Angebetete sie endlich entdeckt.

> **Mauerblümchen werden oft übersehen, sind aber vielleicht gar keine schlechte Wahl.**

Dieser Typ glaubt gar nicht daran, dass ihn jemals jemand glücklich machen will – und das macht ihn zu Wachs in Ihren Händen. Da er sich nie von selbst an Sie herantrauen würde, müssen Sie ihn allerdings schon selbst ansprechen und verführen. Wenn Sie dabei nicht zu eingebildet, sondern lieb und einfühlsam auftreten, ist er Ihnen schnell erlegen, und Sie können in aller Ruhe einen richtigen Mann aus ihm machen.

Zu dir oder zu mir?

Bevor es so weit ist, dass Sie all seine Träume erfüllen können, müssen Sie Ihren Mann aber zuerst noch an den Ort des Geschehens bringen. In den meisten Fällen wird dies das Bett sein: Die Mehrheit der Deutschen bevorzugt es weich und warm, und solange das Bett groß genug ist, ist es auch wirklich ein hervorragendes Liebeslager. Manchmal ist es jedoch schwieriger, dort zu landen, als gedacht. Sei es, weil es das erste Mal mit einem neuen Partner ist, oder weil der Langzeit-Partner immer mehr Zeit im Büro verbringt und erst zur Tür hereinschleicht, wenn wir schon längst schlafen. Aber auch hier weiß die findige Sex-Göttin, wie Sie am besten vorgehen kann.

Die besten Strategien, um ihn ins Bett zu bekommen

Spontane Quickies sind zwar toll, aber in den meisten Fällen lohnt es sich doch, strategisch vorzugehen. So landen Sie nicht aus Versehen in den Brennesseln (falls es Sie doch nicht im Bett gehalten hat), und auch die Kindern platzen nicht unverhofft herein.

Viel wichtiger als das ist jedoch die Wirkung auf Ihren Liebsten: Denn je früher er weiß, was auf ihn zukommt, desto größer wird seine Vorfreude sein. So können Sie ihn erst mal zum Träumen bringen, und danach seine Träume vielleicht sogar noch übertreffen.

Für (Noch-) Singles

Die große Frage ist bei neuen Eroberungen nicht, wie Sie ihn verführen, sondern wann: Der erste Sex mit einem neuen Partner ist doch etwas Besonderes, und sei es auch nur, weil Sie noch nicht wissen, was genau auf Sie zukommt.

Besonders wichtig ist dabei die Frage, ob Sie noch mehr mit diesem Mann vorhaben: Wenn er die Liebe Ihres Lebens ist und Sie mit ihm alt werden wollen, haben Sie noch genug Zeit in Aussicht und können es ruhig etwas langsamer angehen lassen. Sie wissen ja: Vorfreude ist die schönste Freude, und wenn es dann soweit ist, wird er es umso mehr zu schätzen wissen. Und wenn Sie sich vorher in Schüchternheit und Zurückhaltung üben, wird es ihn umso mehr umwerfen, wenn Sie ihn danach nach allen Regeln der Kunst verführen.

Sollten Sie dagegen nur einen One-Night-Stand oder eine nette Affäre mit Ihrem Opfer planen, ist Abwarten natürlich eher fehl am Platz. Achten Sie aber trotzdem gut darauf, wen Sie sich da in Ihr Bett holen – schon so mancher Traumprinz hat sich sonst bis zum nächsten Morgen unverhofft in eine hässliche Kröte verwandelt …

Am besten sind Sie bei jemandem aufgehoben, der genau weiß, was er tut und was Sie wirklich von ihm wollen: seinen tollen Körper. Das erspart Ihnen lästige emotionale Verwicklungen, wenn der Gute Ihnen am Morgen danach seine glühende, ewige Liebe gesteht. Wenn sie ihm den besten Sex seines Lebens bescheren, sind Sie davor allerdings trotzdem nicht völlig sicher!

Wollen Sie sich verlieben oder wollen Sie nur Ihren Spaß?

Abgesehen von dieser – manchmal doch nicht klar zu beantwortenden – Frage ist es für Singles nach einem erfolgreichen Flirt normalerweise kein Problem, im Bett zu landen: Die Hormone sind vom Flirten so in Schwung, dass es viel schwieriger wäre, jetzt noch auf die Bremse zu treten und nichts zu tun. Auch die Frage nach dem Wann und Wo ist da meist zweitrangig, denn entweder lautet die Antwort „Hier und sofort!", oder die Gelegenheit ergibt sich im richtigen Moment ganz von alleine.

Für Paare

Für viele Paare dagegen wird es im Laufe der Zeit immer mehr zur Herausforderung, die passende Gelegenheit für Sex zu finden. Wenn man schon Nacht für Nacht im selben Bett verbringt, ist dies schließlich nichts Besonderes mehr – und es gibt auch gar keinen Grund mehr, sich Gedanken darüber zu machen, wie man den Partner dorthin bekommen könnte. Umso mehr Gedanken müssen sich vor allem Langzeit-Paare darüber machen, wie sie im Alltag ihrer Lust überhaupt noch freien Lauf lassen könnten. Am wichtigsten ist es dabei, aus der gewohnten Routine auszubrechen – also nicht mehr nur im Bett Sex zu haben oder nur Sonntagmorgens, weil da keiner aufstehen und zur Arbeit gehen muss.

Wenn Sie Ihren Partner mit Ihren Verführungskünsten überraschen wollen, haben Sie grundsätzlich drei Möglichkeiten, ihm das klar zu machen:

Männer mögen es, wenn Frauen aktiv sind und zeigen was Sie wollen, anstatt nur abzuwarten.

1. Einfach überfallen und loslegen. Für viele Männer ist allein das schon ein schöner Traum, den sie nur zu gerne in Erfüllung gehen sehen. Außer sie haben Muskelkater, im Fernsehen läuft Fußball, sie müssen morgens früh raus oder der Schwiegervater schläft nebenan. Und wer hat eigentlich behauptet, dass Männer immer Lust auf Sex hätten? Falls Sie sich für diese Methode entscheiden, sollten Sie auf solche Überraschungen gefasst und keinesfalls enttäuscht sein – morgen ist ja schließlich auch noch ein Tag.

2. Mit Andeutungen anheizen. Besonders auf dem Heimweg ist das ein schönes Spiel: Bringen Sie ihn mit wenigen Worten, Gesten oder Küssen schon mal in Stimmung. Bis Sie dann zuhause (oder an einem anderen ungestörten Ort) sind, kann er es sicher kaum noch erwarten, sich endlich aus allen Kleidern zu schälen. Sie können ihm auch den ganzen Tag mit Vorfreude versüßen, indem Sie schon morgens ankündigen, was Sie abends mit ihm vorhaben. Aber besser nicht vor wichtigen Terminen: Er könnte sonst mit dem Kopf im falschen Moment schon ganz woanders sein. Wichtig ist, dass Sie bei dieser Strategie Ihr Versprechen auf jeden Fall halten. Sonst ist er frustriert und wird beim nächsten Mal nicht wissen, ob er sich freuen oder doch lieber auf eine Enttäuschung einstellen soll.

3. In offensichtlicher Absicht erwarten. Was Sie nicht tun sollten: ihn nach Feierabend unangekündigt zum Candle-Light-Dinner mit Fünf-Gänge-Menü, einem Meer an Kerzen und in Dessous erwarten – die Chancen stehen einfach zu gut, dass er genau an diesem Tag Überstunden machen muss, unerwartet Freunde mitbringt oder

Lassen Sie doch einfach mal das Höschen weg. Ein einfacher Trick mit unwiderstehlicher Wirkung.

auch einfach nur schlechte Laune hat. Überraschungen mit umfangreichen Vorbereitungen gelingen nur, wenn Sie ihm zumindest ankündigen, dass Sie etwas mit ihm vorhaben. Wenn Sie unbedingt ein Candle-Light-Dinner planen wollen, machen Sie also am besten ein Date dafür aus. Um ihn einfach nur zu verführen, ist wesentlich weniger Aufwand nötig: Huschen Sie einfach schnell vor ihm ins Bett, und erwarten Sie ihn nackt zwischen den angewärmten Laken. Tragen Sie einen Rock, aber kein Höschen, wenn er nach Hause kommt, und machen Sie ihn beiläufig darauf aufmerksam (so ist auch schnell noch ein Rückzieher möglich, falls er doch nicht allein vor der Tür steht). Drängeln Sie sich vor ihm ins Bad, und rufen Sie ihn, wenn Sie bereits eingeseift unter der Dusche stehen oder im Schaumbad sitzen. Mit etwas Fantasie fallen Ihnen sicher noch mehr Möglichkeiten ein, um ihm ohne große Worte zu zeigen, dass Sie jetzt noch mehr mit ihm vorhaben.

Wann und wo?

Entscheidend für den Erfolg Ihrer Verführungskünste ist mitunter nicht deren Perfektion, sondern die Wahl des richtigen Augenblicks: Was im richtigen Moment eine unwiderstehliche Wirkung entfaltet, kann im falschen Moment einfach nur eine störende Ablenkung sein. Nun ja, zumindest im allerschlimmsten Fall.

Jetzt nicht, Liebling!

Obwohl vor allem Männer Sex eigentlich immer toll finden, passt manchmal die Gelegenheit einfach nicht: Stress im Job, Geldsorgen, Krankheit oder das Lampenfieber vor einem wichtigen Termin können sich schon mal hinderlich auf die Libido auswirken. Auch wenn Ihr Liebster sich verführen lässt, wird er dann möglicherweise nicht so sehr bei der Sache sein, wie Sie es sich sicher wünschen. Da kann die erotische Einlage schon mal sehr kurz ausfallen, oder er denkt nur an seine eigene Befriedigung (danach ist er dafür aber sicher schön entspannt).

Wenn Sie vor Lust schier platzen und einfach jetzt sofort auf der Stelle Sex haben wollen, sollten Sie sich von solchen Überlegungen natürlich nicht bremsen lassen (Spontansex ist immer wieder toll, egal, wie widrig die Umstände auch sein mögen). Seien Sie aber nicht enttäuscht, wenn es nicht der Himmel auf Erden wird – das können Sie dann ja beim nächsten Mal und einer besseren Gelegenheit in Ruhe nachholen.

Zeit für Lust und Liebe finden

Die beste Gelegenheit für ausgiebige Liebesspiele ist – ganz klar – dann, wenn Sie sich viel Zeit füreinander nehmen können und Sie sicher niemand dabei stören wird. Vor allem für Eltern wird toller Sex da schnell zu einer logistischen Herausforderung …

Elternpaare, die auch nach langen Jahren noch glücklich miteinander sind, führen dies oft darauf zurück, dass die lieben Kleinen regelmäßig ein paar Tage bei Oma oder bei Freunden verbracht haben. An ihnen sollten Sie sich ein Beispiel nehmen, auch wenn noch kein Nachwuchs im Haus ist. Reservieren Sie regelmäßig (mindestens ein Mal im Monat hat sich dabei bewährt) ein Wochenende nur für sich und Ihren Partner – und für die Liebe. Stellen Sie Telefon, Handy und Türklingel ab, legen Sie den Computer lahm und verstecken Sie alles, was Sie an Hausarbeit erinnert – oder quartieren Sie sich gleich in einem Hotelzimmer oder Ferienhäuschen ein, wo Sie garantiert nichts an den Alltag erinnert.

Liebesspiele zwischendurch

Da Sie aber sicher auch ohne große Vorausplanung gerne öfter mal ein erotisches Feuerwerk mit Ihrem Liebsten erleben möchten, sollten Sie auch im Alltag Ausschau nach günstigen Momenten halten – davon gibt es mehr als genug. Hier einige Anregungen:

■ Vor dem Einschlafen und nach dem Aufwachen: Sicher nicht sehr originell, aber trotzdem oft vernachlässigt. Lassen Sie einfach den Spätfilm sausen oder stellen Sie den Wecker heimlich eine halbe Stunde früher, dann haben Sie mehr Zeit, um wirklich etwas daraus zu machen.

■ Während das Essen sich selbst kocht: Funktioniert am besten bei Aufläufen oder Eintopf. Sie werden sicher ein Rezept finden, das Sie beide gut finden – und wer weiß, vielleicht hilft er Ihnen ja beim nächsten Mal schon vorher freiwillig beim Gemüse-Schnippeln.

■ Kurz bevor die Kinder nach Hause kommen (zum Beispiel aus dem Sportverein): Sie wissen ja ungefähr, wann das sein wird – dann sollte auch das Timing klappen. Wenn die Kinder groß genug sind, platzen Sie auch hoffentlich nicht sofort ins Schlafzimmer. Der Zeitdruck kann alles ziemlich spannend machen!

■ Vor der Grillparty / dem Kinoabend / dem Restaurantbesuch: Anstatt stundenlang etwas zum Anziehen zu suchen, bitten Sie Ihren Liebsten, Ihnen erstmal beim Ausziehen zu helfen. Sie werden erstaunt sein, wie schnell Sie sich danach für ein Outfit entscheiden können.

■ In den Werbepausen beim Abendfilm: Funktioniert zugegebenermaßen nur beim Privatfernsehen – aber dafür je nach Sender umso ausgiebiger. Wenn eine Werbepause nicht reicht, ist es auch ein nettes Spielchen, die Erregung bis zur nächsten aufrecht zu erhalten. Falls Sie es überhaupt schaffen, sich zwischendurch wieder auf die Handlung im Fernsehen zu konzentrieren … Auch eine Fußball-Halbzeitpause lässt sich so erotisch versüßen – da haben Sie immerhin eine Viertelstunde lang Zeit.

Home, sweet home

Sex scheint eindeutig ein Fall für Heimwerker und Hausfrauen zu sein: Nirgendwo sonst kommen wir so oft zur Sache wie in den eigenen vier Wänden – und dabei am häufigsten im Schlafzimmer. Das hat ja auch seine Vorteile: Man muss nicht erst einen geeigneten Platz suchen, ist ungestört, liegt weich und bequem und kann danach in aller Ruhe wegdämmern, den Kühlschrank plündern oder sich zum Ausgehen feinmachen.

Die meisten dieser Vorteile haben Sie allerdings auch dann noch, wenn Sie den Sex vom vertrauten Bett in andere Teile des trauten Heims verlegen.

Zwischen Werkbank und Waschmaschine sollten Sie sich vor allem die folgenden Plätzchen nicht entgehen lassen. Sie bringen Abwechslung ins Liebesleben und machen das ganze Haus zu Ihrer heimlichen Spielwiese. Danach wird er Sie mit ganz anderen Augen beobachten, wenn Sie die Wäsche in die Maschine füllen oder sich ganz unschuldig vor dem Fernseher räkeln – und auch Sie werden sich dabei ganz von allein viel sinnlicher und verruchter fühlen als zuvor.

■ Naheliegend: Die Couch im Wohnzimmer – sehr bequem, aber in sexueller Hinsicht oft kaum beachtet. Dabei hat sie eine gute Höhe, um davor zu knien, sich über die Lehnen zu beugen und sogar relativ schmerzfrei im Eifer des Gefechts davon herabzurollen.

■ Tiefliegend: Spontaner Sex auf dem Küchenboden weckt nicht nur in Filmen aufregende Fantasien. Kuscheliger ist aber sicher der Teppich im Wohnzimmer, oder ganz klassisch das (Eisbär-) Fell vor dem offenen Kamin.

Ganz gleich, wo Sie sich zu Boden reißen lassen, die spontane Note und die ungewohnte Perspektive sorgen für zusätzliche Spannung. Sauberkeitsfanatiker haben vorher vorsorglich unter allen Schränken gesaugt, um nicht von Staubflusen im falschen Moment abgelenkt zu werden …

■ Abgehoben: Küchenzeilen, Waschmaschinen und stabile Küchentische haben eines gemeinsam: Sie haben genau die richtige Höhe für aufregende Spiele. Nehmen Sie darauf Platz, und sehen Sie, was ihm dazu einfällt. Ob Sie dem Schleudergang Ihrer Waschmaschine zusätzliche Reize abgewinnen können, müssen Sie aber selbst herausfinden.

■ Stufenweise: Auf Treppen lässt sich so einiges anfangen: Im Sitzen bieten die Stufen viele Variationsmöglichkeiten. Je nach Treppe bietet das Geländer noch zusätzliche Möglichkeiten – lassen Sie Ihrer Fantasie freien Lauf!

Sex muss nicht nur im Bett passieren. Mit Fantasie gibt es viel mehr Möglichkeiten als Sie denken.

■ Glitschig: Auch wenn Ihre Badewanne eigentlich zu klein für zwei ist, sollten Sie das Badezimmer nicht gleich für sex-untauglich erklären. Mit etwas Akrobatik, mit ein paar Polstern in der Wanne, auf dem Wannenrand oder schlicht und einfach im Stehen unter der Dusche liebt es sich auch nicht schlecht. Der Anblick im Badezimmerspiegel macht dabei alles noch erotischer.

■ Arbeitsam: Bürosex ist zu karriereschädlich? Kein Problem: Im häuslichen Arbeitszimmer ist das Feeling ganz ähnlich. Kippsichere Drehstühle, geräumige Schreibtische und Bücherregale zum Festhalten bieten allerlei Möglichkeiten. Und Sex auf dem Kopierer ist im Übrigen sowieso überbewertet. Wetten, dass Ihr Liebster die Büroarbeit in Zukunft gar nicht mehr so langweilig findet?

Öfter mal was Neues

Seien Sie ehrlich: Hatten Sie noch jemals Sex im Auto, seit Sie bei Ihren Eltern ausgezogen sind? Zugegeben: Nicht jedes Modell ist dafür geeignet, und die Handbremse kann unangenehme blaue Flecken machen ... Aber allein das Gefühl, vielleicht erwischt zu werden und etwas herrlich Unanständiges zu tun, ist jede Verrenkung zwischen Lenkrad und Kofferraum wert.

Sex an ungewohnten Orten verleiht dem Liebesleben einen Extra-Kick und steht auf der Wunschliste der meisten Männer auf den oberen Plätzen. Also raus aus der häuslichen Wohlfühlzone und rein ins Abenteuer! Je nach Abenteuerlust finden sich viele mehr oder weniger versteckte Plätzchen, die es zu entdecken gibt.

Wer sagt, dass das Verboten ist, hat nicht kapiert, dass das Leben auch Spaß machen kann.

■ Für Vorsichtige: An ungewohnten Orten, aber doch sicher vor neugierigen Augen sind Sie beim Campen im Zelt, im Boots- oder Gartenhäuschen, hinter verspiegelten Autofenstern oder im Laderaum eines (gemieteten) Lieferwagens. Oder auch einfach in einem Hotelzimmer. Oft reicht schon allein die fremde Umgebung, um Sie zu ungewöhnlichen Höhepunkten zu katapultieren.

■ Für Naturfans: Freiluft-Sex birgt nicht nur das Risiko, erwischt zu werden, sondern auch noch das einer Anzeige wegen Erregung öffentlichen Ärgernisses ... Aber Sie wollen sich ja schließlich nicht erwischen lassen, oder? Der zusätzliche Nervenkitzel bringt dafür auch die Hormone in Fahrt – gemeinsam ein Risiko einzugehen, ist einfach scharf. Deshalb: beim Campen außerhalb des Zelts (eine Decke zum Verstecken ist erlaubt), am Badesee in einer entlegenen Ecke, im Ruderboot außer Sichtweite auf dem See (nicht zu stark schaukeln!), im Getreidefeld, wenn Sie sicher sind, dass heute nicht gemäht wird, auf dem Hochsitz oder im Schutze der Dunkelheit auf dem eigenen Rasen oder dem Balkon ausprobieren, ob frische Luft Sie noch mehr in Fahrt bringt.

■ Für Sportsfreunde: Dabei sein ist alles! Zum Beispiel beim Skifahren auf der Berghütte, im Segelboot an einem stillen Ankerplatz, heimlich nachts im Schwimmbad (oder tagsüber in der Umkleidekabine – aber schön leise sein) …

■ Für Wagemutige: Wer es gerne noch spannender mag, findet noch viele Möglichkeiten mehr: im Aufzug (am besten älteren Baujahrs, der sich ohne sofortigen Alarm stoppen lässt), nach Feierabend im Büro, im Kino in der letzten Reihe, nachts auf der Schaukel im Garten, im Auto auf dem Parkplatz vor der Disco. Auch hier gilt: Je riskanter, desto heißer – aber lassen Sie sich nicht erwischen!

Sicherheit und Spaß – ein perfektes Paar

Bevor Sie sich nun daran machen, Ihr sexuelles Potential in männlicher Gesellschaft völlig zu entdecken, gibt es noch zwei wichtige Punkte zu beachten: die Themen Verhütung und Safer Sex. Jahrhundertelang war die Gefahr einer ungewollten Schwangerschaft das, was die Frauen am effektivsten davon abgehalten hat, sich in sexueller Hinsicht völlig zu entfalten.

Und auch heute noch kann es die Liebeslust einer Frau empfindlich stören, wenn sich unerwartet herausstellt, dass sie die nächsten Monate mit einem Walfischbauch und die nächsten Jahre mit einem quengelnden kleinen Schreihals verbringen wird.

Kinder zu bekommen ist wunderschön, und in mancher Hinsicht auch die Vollendung einer erfüllten Sexualität. Unerwartet im falschen Moment schwanger zu werden, ist dagegen schon eine ganz andere Sache.

Solange Sie sich also nicht völlig sicher sind, dass der Mann, an dem Sie Ihre Liebeskünste üben wollen, auch der Vater Ihrer zukünftigen Kinder sein soll, empfiehlt es sich, schon vorher auf Nummer sicher zu gehen – damit Sie sich den schönen Stunden mit Ihrem Liebsten auch wirklich unbeschwert hingeben können. Ob Pille, Spirale, Diaphragma oder Kondom: Ihr Frauenarzt oder Ihre Frauenärztin können Ihnen sagen, welche Verhütungsmethode am besten zu Ihnen und Ihrem Lebensstil passt.

Denn sie wissen, was sie tun

Noch wichtiger als der Schutz vor einer ungewollten Schwangerschaft ist allerdings der Schutz vor sexuell übertragbaren Krankheiten. Die Gefahren von AIDS, Hepatitis und Co. sind ernst genug, um sie niemals auf die leichte Schulter zu nehmen.

Ich möchte Ihnen auf keinen Fall die Lust auf Sex verderben, die Sie immerhin gerade erst in allen ihren wunderbaren glitzernden Facetten entdecken wollen. Ignorieren sollten Sie dieses wichtige Thema aber trotzdem auf gar keinen Fall.

Wenn Ihre Eroberung noch ganz frisch ist, sind Kondome eine gute Lösung für das erste Mal.

Da es ganz sicher die Romantik zerstört, wenn Sie ihn erst im entscheidenden Augenblick darauf ansprechen, ist es wesentlich besser, dies schon vorher in einer ruhigen Stunde zu tun. Auch wenn viele Menschen eigentlich gar nicht so genau über das sexuelle Vorleben Ihres Partners Bescheid wissen wollen, ist es doch umso besser, je genauer Sie wissen, wen Sie da an sich heranlassen. Da kaum ein Mensch gerne über Probleme im Intimbereich spricht, lohnt es sich außerdem, ganz konkret etwas genauer hinzusehen, bevor Sie sein bestes Stück zu nahe an sich heranlassen.

Solange Sie sich Ihres Partners nicht ganz sicher sind, sind Kondome auf jeden Fall eine gute Wahl. Völlig ignorieren sollten Sie das Thema aber auch mit Kondomen nicht – schließlich können auch diese einmal versagen, und sie schützen nicht hundertprozentig vor allen Übertragungsmöglichkeiten.

Gut behütet

Kondome sind bei weitem nicht so störend, wie manche Männer behaupten. Da der entscheidende Lustknick oft in dem Moment einsetzt, in dem er das Hütchen aufsetzen muss, können Sie ihm auch leicht darüber hinweghelfen: Legen Sie einfach selbst mit Hand an. Vielleicht ist er im ersten Moment etwas überrascht, aber dies wird sich schnell legen.

Falls Sie nicht sicher sind, wie es geht: Kondom an der Spitze festhalten (dort sollte keine Luftblase bleiben), auf die Eichel aufsetzen, die Vorhaut leicht zurückziehen und das Kondom abrollen. Besonders reizvoll kann es sein, wenn Sie zum Abrollen Ihre Lippen einsetzen – auch wenn es nicht immer klappt, macht ihn allein schon der erste Ansatz ziemlich scharf. Ob mit Händen oder Lippen: Damit es in

Das Kondom mit den Lippen abzurollen wird Ihren Ruf als Sexgöttin festigen.

der Hitze des Augenblicks auch schnell genug geht, emp-fiehlt sich eine heimliche Übungsstunde. Wer keinen Dildo als Testobjekt zur Verfügung hat, kann mit Gurken, Zuc-chini und Ähnlichem experimentieren. Bananen sind in dieser Hinsicht übrigens nicht so günstig: Sie matschen so leicht, dass Sie es danach kaum noch wagen werden, das Original ausreichend fest anzufassen.

Ich glaube allerdings auch, dass es keinen Mann gibt, der sich Ihnen beim Üben für diesen scharfen Trick nicht gerne freiwillig als Übungspartner zur Verfügung stellt. Fragen Sie doch einfach mal!

Das Objekt der Begierde: das Männer-Manual

Angeheizt, aber unbefriedigt – dieses Dilemma trifft auf immer mehr Männer zu. Wo sie auch hinsehen: Die Welt ist voll von schönen Frauen, die unglaublich viel Haut zeigen und offensichtlich nur auf Verführung aus sind. Dann kommen diese aufgeheizten Männer nach Hause und stellen fest, dass das Baby zahnt, die Waschmaschine kaputt ist oder ihre Liebste aus einem anderen Grund so gestresst ist, dass sie nur noch ins Bett und schlafen will – richtig und alleine schlafen will. Nicht gerade das, was sich ein Mann in seinen Träumen so vorgestellt hat .

Eine Partnerschaft ohne Sex ist schnell eine Partnerschaft in der Vergangenheit. Ihn bei einem Streit mit Sexverbot zu bestrafen, könnte ein Schuss sein, der nach hinten losgeht

Den wichtigsten Traum der Männer können Sie daher ganz leicht erfüllen: Den Traum nach mehr Sex. Natürlich sollen Sie nicht nur mit ihm schlafen, um ihn glücklich zu machen – das würde auf Dauer keinem von beiden Spaß machen. Aber je mehr Spaß Sie selbst beim Sex haben, desto öfter werden Sie auch mit ihm im Bett verschwinden wollen oder Lust auf einen kleinen Quickie haben, bei dem Sie ihn an Ort und Stelle vernaschen.

Was Mars anmacht –
so tickt Ihr Sex-Gott

In vielen Ratgebern ist die Rede davon, dass Männer gerne direkt an den Genitalien stimuliert und schnell zum Höhepunkt gebracht werden wollen. Das ist nicht ganz unwahr: Männer wissen es durchaus zu schätzen, wenn frau ohne große Umschweife zur Sache kommt und das mit ihnen anstellt, was ihnen am liebsten ist. Es verleitet jedoch auch zu der Annahme, dass Männer mit ausgefeilten Verführungskünsten wenig anzufangen wüssten – und das ist ein Irrtum.

Männer reagieren durchaus genauso sensibel auf die zärtlichsten Streicheleinheiten wie wir – sie kommen nur noch seltener in ihren Genuss. Daher ist es ihnen oftmals selbst nicht bewusst, wie viele sinnliche Empfindungen ihnen überhaupt möglich sind.

Wenn Sie Zeit haben, dann lassen Sie sich auch Zeit. Slow-Sex wissen auch Männer zu schätzen.

Diese Sinnlichkeit in einem Mann zu wecken ist jedoch genau das, was den Unterschied zwischen einer guten Geliebten und einer unwiderstehlichen Sex-Göttin ausmacht. Perfekt im Bett sind Sie noch nicht, wenn Sie ihm nur seine innigsten Wünsche erfüllen, sondern erst dann, wenn Sie die Wünsche Wirklichkeit werden lassen, von deren Existenz er vorher noch nicht einmal etwas geahnt hat. Dann wird er erkennen, dass das gute alte Rein-Raus-Spiel zwar ganz befriedigend ist, aber dass es jenseits davon noch ganze Welten an Erregung und Begehren zu entdecken gibt.

Die Fähigkeit, einem Mann neue Welten der sexuellen Erfüllung zu erschließen, ist nicht nur wenigen großen Liebhaberinnen vorbehalten. Auch Sie können sie verwirklichen, wenn Sie aufgeschlossen und kreativ an die Sache herangehen, etwas Einfühlungsvermögen mitbringen und anwenden, was Sie in den folgenden Kapiteln kennen lernen werden.

Dabei geht es weniger um bestimmte Techniken oder Tricks, sondern vielmehr darum, wie Sie diese in die Tat umsetzen, wie gut Sie seine Reaktionen beobachten, und welche Empfindungen Sie in ihm wecken können. Auf die richtige Weise angerichtet, kann so sogar sexuelle Hausmannskost zu einem echten Fest der Sinne werden.

Einblicke und Anblicke

Männer reagieren in sexueller Hinsicht besonders stark auf visuelle Reize − verlockende Anblicke wecken bei ihnen auf direktem Wege die Lust auf mehr. Diese Vorliebe Ihres Liebsten für erregende Anblicke sollten Sie nicht außer Acht lassen, wenn Sie ihn nach allen Regeln der Kunst glücklich machen wollen. Wenn Sie die Ratschläge im zweiten Kapitel befolgt haben, hat Ihr Äußeres nun sicher schon den richtigen Hauch von Erotik. Daraus können Sie jedoch noch mehr machen: Bringen Sie ihn auf eindeutige Gedanken, indem Sie ihm erotische Einblicke schenken, die Lust auf mehr machen.

Sharon Stones Auftritt in „Basic Instinct" ist in dieser Hinsicht ein Klassiker – wohl jeder Mann ist in zwei Sekunden von null auf hundert, wenn er durch einen wohlgelenkten Blick herausfindet, dass das Objekt seiner Begierde nur durch ein dünnes Kleidchen von ihm getrennt ist. Weniger eindeutig, aber trotzdem sehr reizvoll (und vor allem öffentlichkeitstauglich) sind dünne Träger, die immer wieder von den Schultern rutschen oder weite Ausschnitte, die seine Blicke magisch anziehen, wenn Sie sich im richtigen Winkel nach vorne beugen.

Männer können besser schauen als denken.

Kleine Geheimnisse

Besonders intime visuelle Reize können Sie erschaffen, indem Sie Signale setzen, die nur für Sie beide eine erotische Bedeutung haben, zum Beispiel indem Sie die Träger der Dessous unter Ihrer Kleidung hervorblitzen lassen, die er am liebsten an Ihnen sieht. Oder Sie bereiten die Verführung gezielt vor: Lassen Sie beim Sex eine auffällige Kette an (am besten eine, die zwischen den Brüsten baumelt), oder inszenieren Sie einen heißen Quickie, bei dem Sie ihm nicht einmal Zeit lassen, Ihr Kleid auszuziehen. Der Anblick von Kette oder Kleid wird ihn danach unweigerlich an diese erregenden Momente erinnern, so dass Sie schon mit der kleinsten Geste das Feuer erneut zum Lodern bringen können.

Ausziehen für Anfänger

Natürlich könnten Sie es eigentlich ihm überlassen, Sie von lästigen Kleidungsstücken zu befreien – ab einer gewissen Erregungsstufe wird er Ihnen nur zu gerne die Kleider vom Leib reißen. Genauso gut können Sie das Ausziehen jedoch zu einer erotischen Kunst für sich entwickeln.

Am schönsten lassen sich vorne geknöpfte Kleider und Blusen ausziehen, fließende Röcke, die von selbst zu Boden fallen, hübsche Schühchen, die Sie einfach nur abstreifen müssen, und für darunter natürlich seidiger Satin oder sexy Spitzen-Wäsche. Turnschuhe, Bodys oder enge Pullover, die Sie mühsam über den Kopf ziehen müssen, eignen sich dagegen nicht so gut für eine elegante Verführung.

Pflichtübung für die Sex-Göttin: der gekonnte Strip!

Lassen Sie sich beim Ausziehen unbedingt mehr Zeit als sonst, wenn Sie ihn damit in Stimmung bringen wollen. Eine gekonnte Entkleidung sieht in etwa so aus – wobei Sie gerne Ihre eigene Variante entwickeln dürfen:

■ Suchen Sie den Blickkontakt mit ihm und öffnen Sie Knopf für Knopf Ihre Bluse. Während Sie sie lässig oder elegant mit beiden Händen von den Schultern streifen, drehen Sie sich leicht zur Seite, damit er es auch bemerkt, wie sich dabei Ihre Brüste nach vorne strecken.

■ Wenden Sie sich als nächstes Rock oder Hose zu – und bleiben Sie leicht von ihm abgewendet, damit er eine gute Sicht auf Ihren Po hat. Spielen Sie ruhig ein wenig mit dem Verschluss, bevor Sie ihn öffnen. Dann streifen Sie sich mit beiden Händen den Stoff über die Hüften, wobei Sie ganz nebenbei Ihr Kreuz durchbiegen, damit Ihr Po noch besser zur Geltung kommt.

■ Die wichtigste Regel beim Ausziehen von Hosen, Röcken und Co: Bücken Sie sich immer mit gestreckten Beinen! Seine Reaktion darauf wird Ihnen schnell zeigen, warum sich dafür sogar ein paar Dehnübungen lohnen.

■ Schuhe und Strümpfe ziehen Sie am elegantesten aus, indem Sie auf einem Bein balancieren oder einen Fuß auf einem Stuhl oder dem Bett abstellen – wenn Sie eine Hose tragen, besser vor dieser, bei einem Rock können Sie damit auch bis zuletzt warten, sofern Sie sexy High-heels an den Füßen haben.

■ Das Beste kommt zum Schluss: Behalten Sie Ihre Dessous unbedingt bis zum Schluss an. Streifen Sie dann zuerst die Träger des BHs von den Schultern, bevor Sie ihn im Rücken öffnen. Dabei können Sie sich ganz abwenden, so dass er zunächst nur Ihren nackten Rücken bewundern darf, während Sie ihm den BH anmutig zuwerfen. Wenn Sie sich ihm wieder zuwenden, bedecken Sie Ihre Brüste zunächst noch spielerisch mit Ihren Händen, bevor er endlich einen Blick darauf werfen darf. Der wird jedoch nicht zu lange ausfallen, weil Sie sich nun ja noch aus Ihrem Höschen befreien. Spielen Sie auch hier ruhig wieder mit seiner Erregung, indem Sie das Ausziehen nur antäuschen und es leicht über die Hüften schieben, danach aber schnell wieder hochziehen. Wenn es dann wirklich ans Ausziehen geht, bieten Sie den besten Anblick wieder leicht oder sogar ganz von ihm abgewendet – und nicht vergessen: Nur mit gestreckten Beinen bücken!

Sie müssen für Ihren Liebsten natürlich nicht strippen, um ihn auf erotische Gedanken zu bringen. Auch wenn Sie einen kleinen Strip nur andeuten, wird er sich den Rest normalerweise schnell vorstellen. Es kann jedoch auch nichts schaden, wenn Sie sich bei besonderen Gelegenheiten einmal besonders sexy bei schmeichelndem Kerzenschein und entspannender Musik vor ihm entblättern. Dann können Sie sicher sein, dass Sie ihn in Zukunft schon mit wenigen Gesten an diesen schönen Anblick in all seinen aufregenden Details erinnern können.

Touch me!
Erotische Gesten, die scharf machen

Dass Ihre Körpersprache Ihnen viel Sexappeal verleihen kann, wissen Sie ja bereits. Aber wissen Sie auch schon, wie Sie sie bewusst dafür einsetzen können, Ihr männliches Gegenüber scharf zu machen? Dafür müssen Sie sich nicht demonstrativ an die Brüste fassen – es funktioniert auch schon viel unauffälliger. Viele dieser erotischen Gesten setzen wir unbewusst beim Flirten ein, um Interesse und Offenheit zu signalisieren. Wenn Sie wollen, können Sie damit aber noch viel mehr ausdrücken.

■ Spielen Sie scheinbar unbewusst mit Ihrem Ausschnitt oder dem Verschluss Ihrer Kleidung – als würden Sie gar nicht bemerken, was Sie da tun. Er wird es sehr wohl bemerken und sich fragen, wann er damit weitermachen darf.

Guter und scharfer Sex hat viel mit Vorfreude zu tun.

■ Korsetts und enge Oberteile haben einen oft übersehenen Vorteil: Sie zwingen Ihre Trägerin dazu, von Zeit zu Zeit tief durchzuatmen, und drücken dabei automatisch den Brustkorb nach oben – was die Blicke aller Männer auf sich zieht. Auch ohne Korsett können Sie ihn auf andere Gedanken bringen, wenn Sie im richtigen Moment tief Luft holen und gleichzeitig den Bauch einziehen.

■ Sie sitzen ihm am Tisch gegenüber? Pressen Sie Ihre Oberarme von außen gegen die Brüste, legen Sie Ihre Unterarme auf den Tisch, und beugen Sie sich mit dem Oberkörper leicht nach vorne. Dabei Schultern und Nacken zurücknehmen und nicht böse sein, wenn sein Blick unweigerlich auf Ihrem Ausschnitt landet. Er kann nicht anders. Funktioniert nicht mit jeder Tischhöhe, daher am besten vorher mal testen.

■ Besonders im Stehen oder Gehen können Sie seine Blicke mühelos auf Ihre Hüften und Ihren Po lenken: Streichen sie mit der Hand wie nebenbei über Ihre Hüfte, oder lassen Sie sie lässig am Beinansatz ruhen. Die Finger dürfen dabei locker in Richtung des Venushügels weisen − sein Blick wird ihnen unwillkürlich folgen. Oder Sie stemmen die Hände ins Kreuz, lassen die Finger auf der Kurve des Poansatzes ruhen und strecken selbigen leicht heraus. Und auch wenn Ihr Orthopäde dazu rät,

Die Sprache der reinen Begierde

das Gewicht auf beiden Beinen zu verteilen, sollten Sie beim Verführen eine Ausnahme machen: Gewicht auf ein Bein, Hüfte kippen, das andere Bein leicht ausstellen, Bauch einziehen und Brust und Po rausdrücken! Nun stützen Sie noch eine Hand locker in die Hüfte oder lehnen sich lässig an eine Wand, und all Ihre Kurven sind perfekt in Szene gesetzt.

■ Die Innenseiten der Handgelenke und die Handflächen zu zeigen signalisiert besonders Ihre Offenheit. Achten Sie darauf, wenn Sie Ihre Hände auf dem Tisch ruhen lassen, und intensivieren Sie die Wirkung, indem Sie mit den Fingern einer Hand über die Handgelenks-Innenseite der anderen streichen. Dehnen Sie das Streicheln über den Unterarm und bis zur Schulter aus, und er wird sich wünschen, an Ihrer Stelle zu sein. Auch wenn Sie mit Haarsträhnen spielen (was manche Männer sehr sexy finden, andere leider weniger), dürfen Ihre Handgelenke ruhig in seine Richtung zeigen – außer, Sie wollen die Geheimnisvolle spielen. Den letzten Kick können sie Ihren Fingerspielen geben, indem Sie Ihre Lippen berühren oder sanft darüberstreichen. Vorher vor dem Spiegel ausprobieren, wie es am besten aussieht!

■ Noch deutlicher können Sie werden, indem Sie sich die Lippen lecken oder sanft auf Ihre Unterlippe beißen. Weil das je nach Lippenform aber sehr unterschiedliche Effekte von ziemlich albern bis zu hocherotisch haben kann, ist hier die Übungsstunde vor dem Spiegel Pflicht!

Ran an den Mann!

Noch aufregender als den Anblick einer schönen Frau finden Männer es, wenn sie unerwartet von ihr berührt werden. Viele Frauen kommen jedoch nur selten auf den Gedanken, ihren Partner auch im Alltag unverhofft in eindeutiger Absicht anzufassen. Es fällt uns zwar leicht, zärtliche Streicheleinheiten zu verteilen oder ihm zum Kuscheln um den Hals zu fallen, aber weitaus seltener zeigen wir es durch unsere Berührungen, dass wir mehr von ihm wollen.

Ihrem Partner gegenüber können Sie diese Zurückhaltung jedoch getrost fallen lassen. Beim ersten Mal wird er zwar vielleicht noch ein wenig erstaunt sein, wenn Sie ihm unerwartet in den Po kneifen oder zwischen die Beine fassen, aber das Erstaunen wird sich schnell in freudige Überraschung verwandeln, wenn ihm klar wird, was Sie damit erreichen wollen.

Alles, was unter Unbekannten als sexuelle Belästigung gelten würde, können Sie daher bei Ihrem Partner als vorgezogenes Vorspiel verwenden. Greifen Sie ihm an den Po, schieben Sie die Hand unter sein T-Shirt, öffnen Sie den obersten Knopf seines Hemdes oder seiner Hose, oder lassen Sie die Hand zwischen seine Beine gleiten. Wenn Sie sich am Tisch gegenübersitzen, können Sie sich auch an einem Klassiker versuchen: Streifen Sie Ihren Schuh ab und tasten Sie sich mit Ihren Zehen in seinen Intimbereich vor – aber bitte mit Gefühl! Sonst schreckt er vielleicht zurück, und Sie müssen ihm doch erst mit langen Worten erklären, was Sie ihm mit wenigen Berührungen zeigen wollten.

Seine erogenen Zonen und alles, was Sie darüber wissen sollten

Oft wird behauptet, die größte und sogar einzige erogene Zone des Mannes läge zwischen seinen Beinen. Das ist ein Irrtum! Wie auch bei uns Frauen liegt sein wichtigstes erogenes Zentrum viel weiter oben: Auch beim Mann sind es die Bilder in seinem Kopf, die ihn erst so richtig in Fahrt bringen. Wie sehr er den Sex genießen kann, hängt ebenfalls davon ab, wie weit er sein Bewusstsein für seine Empfindungen öffnen kann.

Das Lustzentrum im Gehirn können Sie natürlich nicht durch direkte Streicheleinheiten stimulieren – über den kleinen Umweg über seine Sinne können Sie es aber trotzdem hervorragend in Fahrt bringen. Wie das am einfachsten geht, haben Sie auf den vorangegangenen Seiten erfahren.

Aber auch der Körper eines Mannes weist weit mehr sensible Bereiche auf als seine Geschlechtsteile.

Sicher mögen es trotzdem viele Männer gerne, wenn Sie direkt hier zur Sache kommen: Ein geschickter Griff in seine Hose kann jeden Mann von einer Sekunde auf die nächste in Erregung versetzen. Wer ihn aber immer

Wer sagt, dass eine Frau das nicht darf?

auf so direkte Weise anmacht, nimmt ihm jedoch die Möglichkeit, sein erotisches Potential ganz zur Entfaltung zu bringen. Auch Männer genießen zarte Streicheleinheiten an den verschiedensten Stellen ihres Körpers, sie können durch die unterschiedlichsten Arten von Küssen erregt werden, und finden auch sinnliche Partnermassagen hochgradig erotisch. Vor allem, wenn ihnen erst einmal klar geworden ist, dass Sie damit noch viel mehr bezwecken. Finden Sie also heraus, mit welch vielfältigen Berührungen Sie Ihren Liebesgott in Ekstase versetzen können.

Hot Spots – Hier wecken Sie den Vulkan

Die erogenen Zonen eines Mannes überschneiden sich – von den offensichtlichen anatomischen Unterschieden einmal abgesehen – weitgehend mit den weiblichen. Hier lohnt es sich also, wenn Sie sich schon mit den Hot Spots Ihres eigenen Körpers vertraut gemacht haben. An den folgenden Körperstellen sind die meisten Menschen für lustvolle Berührungen empfänglich:

■ Hände und Finger stecken voller Nervenenden und sind entsprechend sensibel – wenn auch meist nicht auf prickelnde Erotik eingestellt. Das können Sie ändern, indem Sie die Handflächen zart streicheln und küssen oder Ihre Wangen hineinschmiegen. Besonders erfolgversprechend: Lecken und lutschen Sie an seinen Fingern – das bringt ihn ganz sicher auf prickelnde Ideen.

Es muss nicht nur der Penis sein. Ein Mann hat auch noch andere Hot Spots.

■ Im Nacken gekrault zu werden weckt bei so manchem Mann den Wunsch, wie eine Katze schnurren zu können – oder vielmehr wie ein großer Tiger. Auch leichte Bisse können interessante Reaktionen auslösen.

■ Danach können Sie gleich testen, ob seine Ohren ebenfalls erotisches Potential besitzen. Knabbern Sie an den Ohrläppchen, streichen Sie hinter der Ohrmuschel entlang und probieren Sie aus, ob er Ihre Zunge kitzelig oder doch eher heiß findet.

■ Füße und Zehen sind ähnlich sensibel wie die Hände. In der Badewanne lassen sie sich besonders gut entspannt entdecken (und garantiert ohne das unvergleichliche Turnschuh-Aroma).

Grundsätzlich gilt: Wenn er kitzelig ist, können Sie hier auch erotische Gefühle wecken – sie müssen nur die richtige Berührungsintensität finden.

■ Die eigenen Brustwarzen sind bei manchen Männern hocherogen, bei anderen wieder eher Nebensache. In welche dieser Kategorien Ihr Liebster gehört, können Sie nur durch Ausprobieren und Nachfragen herausfinden. Das lohnt sich aber: Nicht wenige Männer landen durch Saugen und Kneifen an ihren Brustwarzen verzückt und im Nu im siebten Himmel.

■ Lippen und Mund stecken voller Nervenenden, die sich nach Berührung sehnen. Ob durch Küssen, Knabbern oder Streicheln: Diesem Bereich sollten Sie sich immer ausgiebig widmen.

■ Männliche Oberschenkel sind ebenso sensibel wie Ihre eigenen, vor allem an den Innenseiten. Sanftes Streicheln, aber auch kräftigere Griffe machen ihm schnell Lust auf mehr.

■ Der Po ist nicht nur Sexobjekt (wenn er schön knackig ist), sondern auch eine heiße Zone. Ob zartes Streicheln oder kräftiges Kneifen: Kaum einen Mann lässt es kalt, wenn Sie sich liebevoll seiner Rückseite widmen.

Im Zentrum der Lust

Die männliche Sexualität ist allerdings nicht grundlos vor allem auf den Penis konzentriert: Er ist von Natur aus der Steuerknüppel auf seiner Erregungskurve. Beim Masturbieren konzentrieren sich die meisten Männer fast ausschließlich auf die Stimulation ihres besten Freundes, der sie dafür auch recht zuverlässig mit einem Orgasmus belohnt.

Der empfindsamste Teil des Penis liegt an seiner Spitze, nämlich die Eichel und ganz besonders deren unterer Rand. Auch das Frenulum, die kleine Hautfalte, die die Eichel an der Penisunterseite mit dem Schaft verbindet, ist extrem empfänglich für alle Berührungsreize.

Im Zentrum seiner Lust. Er wird Ihre Entdeckerfreude zu schätzen wissen.

Der Penisschaft selbst ist nicht ganz so sensibel, aber vernachlässigen müssen Sie ihn deshalb noch lange nicht: Genüssliches Streichen entlang seiner Unter- und Oberseite und je nach Mann und Gelegenheit sanfter bis starker Druck werden auch hier ihre Wirkung nicht verfehlen. Nicht zu vergessen ist außerdem die Vorhaut, die viel mehr als nur eine schützende Hautfalte ist. In ihr verstecken sich besonders viele Nervenenden, die sie zu einem hochempfindlichen Lustorgan machen.

Auch die Hoden sind für Liebkosungen viel empfänglicher, als manche Frau glauben würde, solange sie dabei nicht gequetscht oder gestoßen werden. Die Haut des Hodensacks reagiert besonders gerne auf sanftes Streicheln, zarte Küsse oder heiße Zungenspiele, manchmal auch auf behutsames, kaum spürbares Kneifen oder Ziehen an den Haaren. Machen Sie sich bewusst, dass jede Berührung der Hoden für Ihren Partner eine Gratwanderung zwischen Erregung und Angst bedeuten kann: Er ist fast nirgendwo so schmerzempfindlich wie hier und soll sie doch vertrauensvoll Ihren Händen überlassen. Wenn Sie vorsichtig genug sind und im Zweifelsfall nachfragen, wie fest Sie zugreifen dürfen, kann er sich jedoch entspannen und ganz dem Genuss hingeben.

Eine Zone, die oft vernachlässigt wird und dennoch hocherogen ist, ist das Perineum: Der Bereich zwischen Hoden und Anus. Es reagiert ebenso wie der Anus selbst hochsensibel auf zärtliches oder festeres Streicheln mit den Fingerspitzen, ebenso wie auf sanften Druck. Während nicht jeder Mann gleich erfreut über Berührungen am Anus ist, wird sich kaum einer der Stimulation des Perineums entziehen – zumindest nicht mehr beim zweiten Mal.

Penis und Psyche

In anatomischer Hinsicht ist der Penis durchaus einfach aufgebaut. Seine Auswirkungen auf die männliche Psyche können dagegen ziemlich komplex sein: Nicht wenige Männer machen sich zum einen oder anderen Zeitpunkt ihres Lebens Gedanken über seine Konkurrenzfähigkeit.

Vor allem in der Pubertät und zu Beginn einer neuen Partnerschaft werden sie von der Frage verfolgt, ob er denn auch groß genug ist und steif genug wird, und nicht zuletzt, ob er sich mit den Penissen messen kann, die seine Liebste vielleicht vor ihm schon kennen gelernt hat.

Tatsächlich sind die Unterschiede von Penis zu Penis gar nicht so klein: Sie unterscheiden sich nicht nur in Länge und Dicke, auch die äußere Form und sogar die Farbe können von Mann zu Mann recht unterschiedlich sein. In einem sind wir Frauen uns jedoch einig: Entscheidend für seine Qualitäten im Bett ist nicht, wie groß ein Penis ist, sondern wie geschickt er eingesetzt wird.

Geben Sie ihm das Gefühl, wie toll er ist, und er wird Ihnen zeigen, wie toll er ist.

Diese Erkenntnis hat sich allerdings längst noch nicht in allen Männerköpfen verbreitet. Falls der Mann Ihrer Träume besorgt auf Ihre Reaktionen schielt, sobald Sie sein bestes Stück auspacken, ist es deshalb gleich Zeit, Ihre Qualitäten als Sex-Göttin zu beweisen: Zeigen Sie ihm, wie viel Spaß Sie gemeinsam beim Sex haben können, und wie er Sie voll und ganz befriedigen kann – dann wird er gar keine Gelegenheit mehr haben, sich noch lange den Kopf über einige Zentimeter mehr oder weniger zu zerbrechen.

Von Mundwerk bis Handwerk – spiel mit mir!

Männer halten vom Vorspiel viel weniger als Frauen – dieses Gerücht hält sich schon mindestens ebenso lange wie es den Begriff Vorspiel überhaupt gibt. Es ist aber auch schade, dass die Einteilung des Liebesspiels in Vorspiel, Nachspiel und den eigentlichen Geschlechtsverkehr eine so weite Verbreitung gefunden hat. Toller Sex besteht schließlich aus viel mehr als der Reibung zwischen Penis und Vagina, bis mindestens einer der Beteiligten einen Orgasmus bekommt.

In diesem Kapitel werden Sie viel darüber erfahren, wie Sie nur mit Ihren Händen und Ihren Lippen einen Mann in höchste Ekstase versetzen können. Im darauf folgenden Kapitel erfahren Sie dann schließlich alles darüber, wie der Sex mit Ihrem Partner wirklich unvergesslich werden kann.

Diese Unterteilung dient aber nur der Übersichtlichkeit: Sie soll Sie keineswegs dazu verleiten, die Liebeskünste auf den folgenden Seiten „nur" als Vorspiel zu betrachten. Mit ihrer Hilfe können Sie Ihrem Partner nämlich genauso befriedigende – wenn nicht sogar noch stärkere – Höhepunkte schenken, wie wenn Sie mit ihm schlafen würden. Hier finden Sie heraus, wie lustvoll es sein kann, wenn Ihr Partner wie Wachs in Ihren Händen dahinschmilzt, wenn Sie neue Dimensionen der Erregung mit ihm entdecken und mit seinem Körper spielen wie auf einem gut gestimmten Instrument.

Lust auf mehr machen – oder einfach genießen

Die hohe Kunst der Sinnlichkeit besteht darin, erotische Spielereien und Zärtlichkeiten nicht nur einzusetzen, um die Erregung möglichst schnell zu steigern, sondern sie als Genuss für sich zu schätzen. In zärtlichen Stunden zu zweit können Sie ein prickelndes Feuerwerk der Erotik erleben, auch wenn Sie weder miteinander schlafen noch sich gegenseitig bis zum Orgasmus bringen.

Ganz gleich, ob Sie sich gegenseitig liebkosen, um sich Lust auf mehr zu machen, oder ob Sie einfach nur ein paar Streicheleinheiten genießen wollen: Gönnen Sie sich die Zeit und Muße, um Ihre Empfindungen voll auszukosten, und Ihre Körper und deren Reaktionen in aller Ruhe zu erforschen. Die Lust an der Liebe steigt mit der Hingabe, mit der Sie sie betreiben. Und auch Ihrem Partner können Sie kaum ein größeres Geschenk machen, als jeglichen Leistungsdruck und alle Zielstrebigkeit fallen zu lassen und sich ganz dem Genießen und Verwöhnen hinzugeben.

Die Kunst der Sinnlichkeit – die perfekte Vorbereitung fürs Liebesspiel

In den Lehren des indischen Tantra finden sich nicht nur viele beeindruckende Beispiele für erotischen Einfallsreichtum, sondern auch dazu, wie sich die hohe Kunst der Sinnlichkeit vollendet zelebrieren lässt. Sie legen viel Wert darauf, jede erotische Begegnung ausgiebig vorzubereiten – und das kann auch Ihrer Sexualität neue Impulse verleihen.

Natürlich werden Sie nicht immer genug Zeit haben, um alle der folgenden Ratschläge tatsächlich in die Tat umzusetzen. Aber auch wenn Sie nur einen Teil davon berücksichtigen, wird Sie dies schon spürbar auf das Beisammensein mit Ihrem Partner einstimmen. Nehmen Sie sich also wenigstens ab und zu die Zeit, um ein ausgiebiges Fest der Sinne mit Ihrem Partner zu zelebrieren. Dies wird nach und nach nicht nur Ihre, sondern auch seine Empfindungsfähigkeit steigern und ihm helfen, sich ganz auf den gemeinsamen Genuss einzulassen.

> **Lesen Sie gemeinsam inspirierende Bücher oder lesen Sie sich aus erotischen Büchern vor.**

Auch wenn Männer gerne den Eindruck erwecken, sich nicht allzu viel aus einer romantischen Atmosphäre oder liebevoll vorbereiteten Details zu machen: Insgeheim wissen sie es doch zu schätzen, wenn ihre Liebste extra Vorbereitungen für eine ausgiebige Liebesnacht trifft – vor allem, wenn Sie schon voller Vorfreude erahnen, was für eine Überraschung daheim auf sie wartet.

Um Ihr Schlafzimmer in einen Liebestempel zu verwandeln, ist zum Glück nicht allzu viel Vorbereitung nötig. Wichtig ist, dass die Atmosphäre stimmt: Sanftes Licht, sinnliche Düfte, weiche Kissen und Decken, eine angenehme Temperatur und etwas Musik im Hintergrund sind dafür die wichtigsten Zutaten.

Legen Sie alles bereit, mit dem Sie das Liebesspiel noch abwechslungsreicher gestalten möchten, und auch etwas zu trinken und zu naschen für zwischendurch. Zuletzt bereiten Sie auch sich selbst für die Liebe vor, indem Sie sich hübsch machen, vielleicht ein entspannendes Bad nehmen, und sich in Ihre heißesten Dessous werfen. Damit Ihr Partner sich ebenfalls auf die Liebe einstimmen kann, dürfen Sie ihn dann ruhig auch noch in die Wanne schubsen – oder Sie beginnen die Liebesnacht gleich mit einem gemeinsamen Bad.

Für Naschkatzen: Die besten Aphrodisiaka

Nicht nur Liebe, sondern auch die Erotik geht durch den Magen: Das wussten schon die alten Römer, auf deren Orgien erlesene Gaumenfreuden ebenso wichtig waren wie erotische Sinnesreize. Obwohl die Wirkung so manch klassischer Aphrodisiaka nicht wissenschaftlich nachweisbar ist, können Sie mit ihrer Hilfe dem Liebesspiel viel Würze verleihen.

Sellerie, Austern und Co. erhalten ihre Wirksamkeit dabei weniger durch komplizierte chemische Vorgänge, sondern vielmehr durch Ihre Vorstellungskraft – was im Allgemeinen auch viel besser funktioniert. Sie stimulieren damit das größte Lustzentrum Ihres Körpers: ihr Gehirn. Dies sorgt dann dafür, dass die Erregung durch den gesamten Körper weitergeleitet wird.

Nicht nur die Liebe, auch die Erotik geht durch den Magen.

So müssen Sie sich auch keine Sorgen über unangenehme Nebenwirkungen machen.

Denn so manches, was als unschlagbares und wirkungsvolles Aphrodisiakum angepriesen wird, kann statt der gewünschten Erregung höchst unerotische Effekte wie Schwindel, Übelkeit oder Juckreiz nach sich ziehen. Von solchen Wundermitteln sollten Sie daher lieber Abstand nehmen: Getrocknete Insekten, Bilsenkraut, Nashorn- oder Tigerknochenpulver sind nicht nur aus Naturschutzgründen tabu, sondern auch weder lecker noch wirkungsvoll – und teilweise sogar giftig. Auch Spanische Fliege oder Yohimbe eignen sich für den Selbstversuch nur sehr bedingt.

Um der Sinnenfreude auf kulinarische Weise Ausdruck zu verleihen, empfehlen sich dagegen die folgenden, weitaus delikateren Gaumenkitzel:

■ Spargel und Stangensellerie stehen vor allem deshalb auf der erotischen Speisekarte, weil sie fantasiebegabte Mitmenschen durch ihre längliche Form an den Penis erinnern. Ihr feminines Gegenstück sind Austern, Venus- oder Jakobsmuscheln. Auch Safran, Artischocken, Trüffeln, Maronen und Muskatnuss werden gerne für erotisierende Menüs eingesetzt. Am besten lassen Sie schon bei der Vorbereitung Ihrer Fantasie freien Lauf! Ein Menü mit diesen Zutaten kann allein deshalb schon erregend wirken, weil es in offensichtlich erotischer Absicht zubereitet wurde.

> **Was halten Sie von einem erotischen Dinner, das Sie gemeinsam zubereiten – nur mit einer Schürze bekleidet?**

■ Naschkatzen schwören außerdem auf die sinnliche Wirkung von Schokolade, exotischen Gewürzen und frischen Früchten, die auf der Zunge zergehen und mit ihren vielfältigen Aromen alle Sinne zum Tanzen bringen.

Besonders sinnlich sind Vanille oder Zimt, wer es feuriger mag, experimentiert vielleicht mit Ingwer oder Chili. Klein geschnittene Früchte wie Mangos, Papaya oder süße Birnen sowie Erdbeeren, Himbeeren, Kirschen und andere freche Früchtchen eignen sich auch sehr gut für eine kleine Picknick-Pause im Bett. Füttern Sie sich gegenseitig, und probieren Sie aus, wie diese Fruchtaromen auf der Haut Ihres Partners schmecken.

■ Das sinnlichste Getränk? Ein Gläschen Wein, maximal zwei. Er wurde im Mittelalter gerne mit Honig und Pfeffer gewürzt, um ihn noch anregender zu machen – aber verderben Sie beim Experimentieren nicht Ihren besten Tropfen. Auch Cocktails können ein Feuerwerk der Sinne anfachen, solange es bei einem bleibt oder kaum Alkohol im Spiel ist. Wichtig zu wissen: Jedes Promille zu viel ist ein echter Lustkiller. Alkohol lässt zwar Hemmungen verschwinden, aber leider auch die Fähigkeit, den Sex wirklich zu genießen.

Ein Wort zu Viagra und Co.

Viagra und ähnliche erektionsfördernde Mittel haben mit Aphrodisiaka nur wenig gemeinsam. Sie steigern weder die Lust noch das Verlangen, denn ihre Wirkung ist rein körperlich (wenn man einmal davon absieht, dass es mancher Mann erregend finden mag, wie von Zauberhand durch eine kleine Pille einen großen Ständer zu bekommen).

Obwohl diese Mittel bei einer kleinen Gruppe von Männern, die tatsächlich an anhaltenden Erektionsstörungen leiden, durchaus eine große Hilfe sein mag, werden sie doch immer häufiger ohne echten Grund eingesetzt – sei es, um jederzeit sexuell leistungsfähig zu sein, oder um über Stunden hinweg eine Erektion aufrechtzuerhalten, auch wenn alle Beteiligten vielleicht schon gar nicht mehr wissen, was sie damit noch anfangen sollen.

Neben möglichen Nebenwirkungen gibt es jedoch noch wichtigere Gründe für eine Sex-Göttin, diese Mittel nur bei wirklichem Bedarf in ihrem Bett zuzulassen. Sie können nämlich stark dazu beitragen, die Sexualität auf einen rein mechanischen Ablauf von Körperfunktionen zu reduzieren. Indem sie dem Mann seine Erektion und damit seine sexuelle Funktionsfähigkeit sichern, nehmen sie ihm auch einen wichtigen Anreiz dafür, seine Lust und Erregbarkeit genauer auszukundschaften.

Auch für Sie selbst wird die Entdeckungsreise in seinen Intimbereich dadurch viel langweiliger: Wenn schon eine Dauererektion vorhanden ist, müsste er Ihnen schon mit Worten mitteilen, welche Berührungen ihm besonders gefallen und ihn besonders heiß machen. Und für ihre Beredsamkeit sind die meisten Männer ja nun wirklich nicht bekannt …

Helfen Sie ihm also lieber dabei, seine Sexualität auch ohne kleine Helferchen in allen Facetten auszukosten. Machen Sie ihm klar, dass Sie keine übermenschlichen Leistungen von ihm erwarten, und dass weder die Größe noch die Härte seines Penis entscheidend für Ihren Genuss beim Liebesspiel sind. Die meisten Männer müssen erst lernen, dass sie auch dann Spaß am Sex haben können, wenn ihr bester Freund noch nicht hoch erhobenen Hauptes in den Startlöchern steht.

Zügeln Sie Ihre Erwartungen

Dabei ist es ganz natürlich, dass der Penis im Verlauf eines längeren Liebesspiels mal stärker und mal schwächer erigiert ist. Dies müssen auch viele Frauen erst verinnerlichen. Viel zu oft lassen wir uns dazu verleiten, das Ausmaß seiner Erektion als Gradmesser für unsere Verführungskünste zu nehmen. Damit setzen wir nicht nur ihn, sondern auch uns selbst unnötig unter Druck.

Anstatt nur auf seinen Penis zu achten, sollten wir deshalb lieber nach dem Entzücken in seinem Gesicht suchen, darauf achten, ob ihm wohlige Schauer über die Haut laufen, ob er nach Atem ringt oder sich sein gesamter Körper mit zunehmender Ekstase immer weiter anspannt. Die Erregung eines Mannes zeigt sich an weit mehr als am Zustand seines besten Stücks. Als perfekte Liebhaberin sollten Sie ihn daher auch niemals nur darauf reduzieren – dann entsteht oft gar nicht erst der Bedarf, mit künstlichen Mitteln der Erektion auf die Sprünge zu helfen.

Die Kunst des Küssens

Küssen gehört zum Sex wie das Sahnehäubchen zur Erdbeertorte: ohne fehlt einfach was. Heiße, innige Küsse machen unweigerlich Lust auf mehr. Zum besonderen Reiz der ersten Verliebtheit gehört das stundenlange Herumgeknutsche, bevor wir uns in intimere Regionen vorwagen. Im Laufe der Zeit werden diese Küsse jedoch bei vielen Paaren seltener – was möglicherweise einiges damit zu tun hat, dass im Anschluss auch die Lust auf Sex nach und nach schwindet.

Lippen und Mund sind nach den Genitalien die sensibelste Körperregion und mit unzähligen Nervenenden ausgestattet. Für Männer gibt es kaum einen faszinierenderen Anblick als die sinnlichen, kussbereiten Lippen einer Frau. Gerötete, feuchte Lippen lassen sie daran denken, dass sich einige Etagen tiefer hoffentlich etwas ganz ähnliches abspielt: Mit steigender Erregung röten sich durch die stärkere Durchblutung auch die Schamlippen einer Frau, und sie wird immer feuchter.

Guter Atem ist Voraussetzung für ein erotisches Kusserlebnis.

Um Ihren Mann mit Küssen richtig scharf zu machen, sind aber weder Lippen wie die von Angelina Jolie noch der exzessive Einsatz von Lippenstift oder gar Botox erforderlich. Aufregende Küsse sind vielmehr eine Frage der Absicht und der richtigen Technik. Wenn Sie Lust zu küssen haben und vielleicht sogar Lust auf mehr, werden Sie ganz von alleine richtig an die Sache herangehen. Völlig unwiderstehlich werden Ihre Küsse, wenn Sie dabei außerdem auf folgendes achten:

■ Mit frischem Atem schmeckt jeder Kuss gleich doppelt so gut. Regelmäßige Mundhygiene sollte daher selbstverständlich sein. Nicht umsonst gehört Zähneputzen vor jedem Date zum guten Ton. Wenn weder Zahnpasta noch Mundwasser zur Hand sind, hilft ein Pfefferminzbonbon. Falls Ihr Liebster schlechten Atem hat, nehmen Sie selbst eins und bieten dann auch ihm eines an. Mit etwas Glück wird er nicht Nein sagen. Kaugummi eignet sich dagegen weniger zur Geruchsbekämpfung. Zum einen sehen nur die wenigsten Frauen sexy aus, wenn sie darauf herumkauen, und zum anderen müssen Sie ihn erst entsorgen, bevor Sie sich wirklich dem Küssen widmen können.

■ Weiche Lippen sind das A und O für aufregende Küsse. Natürlich nicht so weich, dass die Berührung nicht mehr wahrnehmbar wäre. Aber hart und angespannt sollten sich die Lippen auf gar keinen Fall anfühlen – das nimmt dem Kuss jegliche Erotik und erweckt den Eindruck, dass Sie entweder völlig verkrampft sind oder eigentlich gar keine Lust aufs Küssen haben.

Spitzen Sie also die Lippen nicht zu sehr, sondern machen Sie lieber einen kleinen Schmollmund. Noch sinnlicher ist jeder Kuss, wenn Ihr Partner dabei die samtig-feuchte Innenseite Ihrer Lippen zu spüren bekommt. Auch hier sind Sie mit einem leichten Schmollmund eindeutig im Vorteil. Probieren Sie einfach an der Innenseite Ihres Handgelenks aus, wie es sich anfühlt.

■ Feuchte Küsse sind für jeden Mann ein Traum – allzu nass wecken Sie aber auch schon mal die Angst vor dem Ertrinken. Als Faustregeln gilt: Nicht feuchter küssen, als sie selbst geküsst werden wollen (zwischendurch schlucken hilft dagegen). Bis dahin aber die Säfte ruhig frei fließen lassen – Sie wissen ja, Männer stehen darauf, wenn alles schön feucht ist.

■ Beziehen Sie den ganzen Mund beim Küssen mit ein – erregbare Nervenenden finden sich nahezu überall darin. Die Rachenmandeln dürfen Sie zwar auslassen. Aber alles Übrige können Sie ruhig ausgiebig erforschen, und dabei darauf achten, wie sehr es ihn anmacht: seine Mundwinkeln, den Bereich zwischen Lippen und Zähnen, den Gaumen, die Unterseite seiner Zunge …

■ Die wahre Kunst des Küssens liegt in der Vielfalt der Küsse. Probieren Sie verschiedenste Berührungen aus, und variieren Sie ihre Intensität und Dauer: Hauchen Sie ihm zarte kleine Küsse auf die Lippen, streichen Sie mit Ihren Lippen über seine, saugen Sie sanft an seiner Unterlippe oder seiner Zunge, necken Sie ihn mit kleinen Zungenstößen, lassen Sie Ihre Zunge in seinem Mund auf Entdeckungsreise gehen – und gehen Sie dabei immer schön langsam und genüsslich vor, denn das steigert die Erregung am schnellsten.

■ Vergessen Sie nicht, dass nicht nur der Mund oder gar die Wangen zum Küssen da sind! Zarte, heiße, feuchte oder verspielte Küsse können fast überall auf der Haut Begehren auslösen und Lust auf mehr machen – und ganz besonders auf erogenen Zonen wie im Nacken, an den Fingern oder unter der Gürtellinie (speziell dazu aber später noch mehr).

Fingerspiele und Zaubergriffe

Zarte Frauenfinger können ganze Muskelpakete zum Erbeben bringen, und selbst der stärkste Mann kann unter ihren Berührungen dahinschmelzen. Entscheidend dafür ist, wie Sie ihn berühren – und natürlich wo. Dabei gibt es zwei Möglichkeiten: Entweder verwöhnen Sie ihn mit einer ausgiebigen Massage, die den ganzen Körper einbezieht und ebenso entspannend wie hocherotisch sein kann, oder Sie konzentrieren sich ganz auf die heißen Bereiche unter der Gürtellinie und machen ihn im Handumdrehen scharf wie eine Rakete.

Massagen, die müde Männer munter machen

Die meisten Männer wünschen sich viel häufiger liebevolle Streicheleinheiten, als sie zuzugeben bereit sind. Stattdessen kommen sie brummig nach Hause und jammern über Rückenschmerzen – natürlich nur ein wenig, um dabei nicht allzu unmännlich zu wirken. Was sie damit eigentlich sagen wollen, ist: Berühr mich! Fass mich an, und lass mich davon träumen, dass diese Berührungen zu mehr führen werden! Daher lohnt es sich für jede Sex-Göttin, sich mit der Kunst der Massage vertraut zu machen. Ob durch Kneten, Streichen oder Kneifen: Mit ihrer Hilfe können Sie müde Männer wieder munter machen, um sie danach mit Ihren Verführungskünsten zu verzaubern.

Ganz gleich, ob im Nacken oder an den Füßen: Männer wünschen sich bei der Massage in aller Regel kräftigere Berührungen als Frauen – zumindest anfangs. Indem Sie seine Muskeln kräftig kneten oder fest über die Haut reiben, bauen Sie Spannungen ab und helfen ihm, ganz im Hier und Jetzt anzukommen. Danach ist sein Körper auch für sanftere Berührungen viel empfänglicher und bereit für ein schönes Spiel aus Entspannung und Erregung.

Am prickelnsten sind Massagen, wenn Sie sich ganz langsam an seine erogenen Zonen annähern.

Halten Sie ihn dabei aber nicht zu lange hin: Er wird umso begeisterter auf Ihre Berührungen reagieren, je schneller ihm klar ist, dass Sie ihn noch weitaus mehr verwöhnen wollen. Am prickelndsten ist die Massage, wenn Sie sich nicht nur langsam an seine erogenen Zonen herantasten, sondern ihnen auch zwischendurch schon ab und zu einmal wie beiläufig einen kleinen Besuch abstatten – aber nur ganz flüchtig, als Andeutung bevorstehender Freuden. Sonst wird es ihn doch eher verwirren, wenn Sie sich nach einer erregenden Pomassage doch wieder „nur" seinem verspannten Rücken zuwenden.

Erotische Massagen

Um eine richtige erotische Massage zu zelebrieren, sollte auch das Drumherum stimmen: Sorgen Sie für Ungestörtheit, sanftes Licht, entspannende Musik, und drehen Sie die Heizung auf (Nacktsein ist sexy, frieren nicht).

Legen Sie Ihre Massage-Liegewiese mit dicken, flauschigen Handtüchern aus, und betten Sie Ihren Liebsten in Bauchlage darauf, nachdem Sie ihn komplett ausgezogen haben. Sie selbst sind auch nackt – ein durchsichtiges Tuch um die Hüften und eine Blume im Haar können aber für etwas Exotik-Feeling sorgen.

Die folgende Anleitung ist nur ein Beispiel dafür, wie Sie eine erotische Massage gestalten können. Probieren Sie sie aus, und passen Sie sie an seine und Ihre Wünsche an: Manche Männer schmelzen bei diesen öligen Streicheleinheiten einfach dahin, andere mögen lieber eine kräftige Druckmassage oder hauchzart von Kopf bis Fuß mit Küssen bedeckt werden. Denken Sie einfach nur daran, dass Sie jede Faser seines Körpers verwöhnen wollen, und erhalten Sie die erotische Spannung aufrecht, indem Sie sein bestes Stück auf Ihre Berührungen ein klein wenig

Verabreden Sie sich für eine erotische Massage, damit Sie sich ganz ohne Zeitdruck entspannen können.

warten lassen – dann wird sich alles weitere fast wie von selbst ergeben.

Wärmen Sie reichlich Massageöl im Wasserbad an, und ölen Sie Ihren Partner vom Nacken bis zu den Füßen damit ein. Dafür gießen Sie das Öl nach und nach entweder zuerst in Ihre Hände, oder Sie lassen es dort, wo Sie gerade massieren, direkt auf seine Haut tropfen (Temperatur vorher kontrollieren). Verstreichen Sie es in großen und kleinen Kreisen mit Ihren Fingerspitzen, Ihren Handflächen, vielleicht auch mit den Innenseiten Ihrer Unterarme – und am Rücken auch gerne, indem Sie mit Ihren Brüsten über seine Haut gleiten. Bewegen Sie sich in einem langsamen, gleichmäßigen Rhythmus, und variieren Sie den Druck der Berührungen, indem Sie Ihr Körpergewicht auf Ihre Hände verlagern.

Dabei massieren Sie zuerst den Nacken, die Schultern und den Rücken bis zum Poansatz. Dann lassen Sie Ihre Hände in einer einzigen Bewegung bis zu den Füßen gleiten, knien sich neben diese und massieren dort weiter. Massieren Sie ausgiebig die Fußsohlen, die Knöchel und auch die Zehen und Zehenzwischenräume, indem Sie Ihre Finger zwischen die Zehen gleiten lassen.

> **Sie erhöhen die Spannung, wenn Sie sein bestes Stück so lange wie möglich ignorieren.**

Im Anschluss massieren Sie entlang der Beine nach oben, bis Sie den Po erreichen. Lassen Sie dabei auf keinen Fall die Innenseiten der Oberschenkel aus, die besonders sensibel sind, und streifen Sie mit Ihren Händen federleicht über die Hoden – er wird es kaum erwarten können, bis er sich endlich umdrehen darf. Vorher wird aber noch der Po massiert: Kneten und streichen Sie ihn kräftig, denn feste Berührungen lösen hier eindeutig mehr Prickeln aus. Noch mehr Lust können Sie wecken, indem Sie ihn mit den Daumenkuppen in kleinen Kreisen vom Kreuz links und rechts entlang der Wirbelsäule bis zum Anfang der Pofalte massieren.

Danach darf er sich endlich auf den Rücken drehen. Spielen Sie auch hier mit der Spannung, indem Sie sein bestes Stück so lange wie möglich ignorieren. Massieren Sie zuerst – wieder mit viel Öl und viel, viel Körperkontakt – seinen Brustkorb, seine Arme, vielleicht auch schon den Bauch. Wenn Sie möchten, können Sie auch sein Gesicht in die Massage einbeziehen und zart über die sensiblen Stellen an seinem Hals streicheln. Dann springen Sie zu den Füßen, liebkosen seine Beine, und massieren schließlich genüsslich die kräftigen Muskeln der Oberschenkel. Ob Sie ihn danach erlösen, indem Sie auch seine Hoden und seinen Penis mit geschickten Fingern verwöhnen, oder ob Sie sich auf ihn setzen und die Massage mit wildem Sex krönen, bleibt dabei ganz Ihnen überlassen.

Wilder Sex ist der krönende Abschluss für die erotische Massage.

Ganz schön glitschig – Öle und Gleitmittel

Gute Massageöle machen jede Massage erst so richtig schön. Sie intensivieren Ihre Berührungen auf der Haut und verleihen ihnen das gewisse Etwas.

Je nach Sorte können Sie damit verschiedene Wirkungen hervorrufen: Lavendel, Kamille oder Rose wirken entspannend und beruhigend, frische Zutaten wie Rosmarin, Basilikum oder Zitrusöle regen die Durchblutung und den Kreislauf an, und schließlich gibt es auch noch ausgesprochen sinnliche Öle, die mit den Aromen von Jasmin, Ylang Ylang, Sandelholz, Patchouli oder Zimt Lust auf mehr machen.

Massageöle, die ätherische Öle enthalten, sollten Sie aber trotzdem nie im Intimbereich verwenden – dort würden sie nur die Haut unnötig reizen. In der Vagina sind Öle außerdem fehl am Platz, weil sie den pH-Wert verändern und sie anfälliger für Infektionen machen.

Um auch auf empfindlichen Schleimhäuten für angenehm glitschige Gefühle zu sorgen, eignen sich am besten Gleitmittel, die speziell für diesen Zweck hergestellt werden. Gleitmittel sind ein prima Spielzeug, das die Empfindungen intensivieren kann und dafür sorgt, dass auch bei heftiger Reibung die Haut nicht darunter leidet. Es gibt Gleitmittel auf Ölbasis und auf Wasserbasis, und sie können verschiedene Zusätze enthalten, damit sie duften, bunt leuchten oder Spermien abtöten.

Wenn Sie Latex-Kondome verwenden, müssen Sie ein Gleitmittel auf Wasserbasis wählen, da Öl das Latex porös und damit das Kondom nutzlos macht. Auch bei Sex-Spielzeug kann je nach Material im Laufe der Zeit die Oberfläche von Ölen oder ölhaltigen Gleitmitteln angegriffen werden. Wer besonders empfindliche Haut hat oder zu Allergien neigt, tut außerdem gut daran, Gleitmittel mit überflüssigen Zusätzen links liegen zu lassen.

Und das können Sie alles mit dem Gleitmittel Ihrer Wahl machen:

■ Wenn Sie Jetzt! Sofort! seinen Penis in sich haben wollen, obwohl dieser Wunsch offenbar noch nicht bis zu Ihrer Vagina durchgedrungen ist, kann ein wenig Gleitmittel die fehlende Feuchtigkeit ersetzen. Immer sollten Sie sich zwar nicht mit seiner Hilfe über das Tempo Ihres Körpers hinwegsetzen, aber ab und zu kann es eine reizvolle Abwechslung sein.

■ Wenn Sie ein Kondom verwenden, geben Sie ein bis zwei Tropfen in die Innenseite der Kondomspitze − das intensiviert die Empfindungen Ihres Partners. Eine zweite Portion auf der Außenseite kann auch für Sie das Kondom-Feeling abmildern.

■ Geben Sie etwas Gleitmittel zwischen Ihre Brüste, und nehmen Sie seinen Penis zwischen sie (funktioniert am besten, wenn Sie auf dem Rücken liegen und er über Ihnen kniet). Er wird begeistert sein, wie er zwischen ihnen hin und her gleiten kann. Bei kleinen Brüsten drücken Sie die Brüste mit den Handflächen gegeneinander und verschränken die Finger über dem Zwischenraum.

■ Sie wollen ihn nur mit Ihren Händen vor Lust ganz wahnsinnig machen? Gleitmittel glitscht dabei noch schöner als Öl. Wenn die Hände gut über die Haut gleiten, führen außerdem auch technisch nicht ganz perfekte Griffe schnell zur Ekstase – und Sie müssen sich weniger Sorgen darüber machen, ob es vielleicht aus Versehen ziept oder kneift.

Die Kraft Ihrer Hände

Nicht wenige Männer wünschen sich, dass Ihre Partnerin Ihren Penis öfter mal zur Hand nehmen möge – und zwar nicht nur mit einem prüfenden „Ist er schon hart?"-Griff. Mit der Kraft Ihrer Hände können Sie Ihrem Partner auf vielerlei Weise prickelnde, genussvolle, erregende und sogar ekstatische Erlebnisse schenken. Viele Frauen fassen den Penis Ihres Partners tatsächlich nicht allzu oft an – sei es, weil sie ihn beim Sex nicht zu schnell erregen wollen, um nicht am Ende selbst das Nachsehen zu haben. Oder aber, weil sie es nur wenig erotisch finden, ihm auf dieselbe Weise „einen runterzuholen" wie er es ja schließlich auch selber machen kann.

Für einen Mann ist es jedoch ein großer Unterschied, ob er selbst in seine Hose greift oder ob es zarte Frauenhände sind, die sich um sein bestes Stück legen. Und oft genügt schon der Gedanke an letzteres, um ihn augenblicklich zu erregen. Ob Sie nun Hand anlegen, um ihn zu verführen und seine Lust zu wecken, bevor Sie mit ihm schlafen, oder ob Sie ihm ohne weitere Umschweife einen Orgasmus bescheren wollen, macht dabei keinen Unterschied. Ihr Penis ist wohl das einzige Spielzeug, das Männer jederzeit gerne mit einer Frau teilen. Vor allem, wenn sie dabei einfallsreicher vorgeht als er!

Während Männer sich beim Masturbieren oft nur auf das Wesentliche konzentrieren und mit viel Druck und Reibung zum Höhepunkt sprinten, genießen sie es doch auch sehr, wenn ihre Partnerin dabei nicht ganz so zielstrebig vorgeht. Nehmen Sie sich also ruhig Zeit, um die folgenden Handgriffe und Fingerspiele in aller Ruhe auszuprobieren, wechseln Sie ab und zu die Technik, und lassen Sie ihn einfach genießen.

Fingerspiele für (fast) jede Gelegenheit

Das Schöne an der „Handarbeit" ist, dass Sie einen Mann auf diese Weise mit sehr wenig Aufwand stimulieren können – und bei vielen unerwarteten Gelegenheiten. Ob unter dem Tisch, im Kino oder im Taxi: Mit einem gezielten Griff in seine Hose können Sie im Nu dafür sorgen, dass er den Tag auf einmal viel mehr genießt – und so schnell wie möglich mit Ihnen nach Hause will. Auch einen langen Fernsehabend oder die gemeinsame Dusche können Sie ihm so versüßen. Trotzdem spricht natürlich nichts dagegen, Ihre Fingerfertigkeit auch in aller Ruhe im bequemen Bett zu üben. Er wird es lieben, Ihnen dabei zuzusehen, wie Sie ihn liebkosen und immer stärker in Erregung versetzen.

■ Auch wenn in manchen Ratgebern etwas anderes steht: Sie müssen nicht von Anfang an zupacken, als würden Sie ein wildes Pferd zähmen wollen. Viele Männer verkrampfen erst mal, wenn ihr Penis gleich mit aller Kraft gedrückt und gequetscht wird. Und obwohl ein kleines Risiko sonst die Erregbarkeit durchaus erhöhen kann, hat die Sorge um sein bestes Stück sicher nicht diesen Effekt. Gehen Sie also spielerisch und behutsam an die Sache heran, und lassen Sie ihn erst mal die Berührung an sich auskosten. Es genügt, wenn Sie kurz vor seinem Höhepunkt rhythmisch und kraftvoll an ihm arbeiten.

Übung macht den Meister. Handarbeit will gelernt sein.

■ Denken Sie nicht nur an seinen Penis: Auch die Hoden freuen sich über Ihre Aufmerksamkeit, und ihr Besitzer wird Sie umso mehr dafür begehren. Umschließen Sie die Hoden sanft mit Ihrer freien Hand, oder kraulen Sie sie mit den Fingerspitzen. Sie können auch Daumen und Zeigefinger ringförmig um den Hodensack legen, so dass sie zwischen Hoden und Körper liegen. Die Hoden treten dadurch hervor und sind noch empfänglicher für Streicheleinheiten oder Küsse. Zusätzliche kleine Ausflüge zum Perineum und/oder Anus werden ihn noch schneller vor Lust stöhnen lassen. Auch hier können Sie sowohl zart streicheln als auch sanften Druck mit den Fingerkuppen ausüben.

■ Behalten Sie bei allem, was Sie tun, immer Ihren Partner im Auge, um zu sehen, wie er darauf reagiert. Selbst die ausgefeilteste Sex-Technik bringt Ihnen gar nichts, wenn sie zufälligerweise nicht den Geschmack Ihres Traumprinzen trifft. Wichtiger als alle Techniken und Regeln ist das, was er Ihnen durch seine Reaktionen mitteilt. Sicher schadet es auch nicht, wenn Sie ihn gelegentlich fragen, wie sich diese oder jene Berührung anfühlt. Wundern Sie sich aber nicht, wenn sein Sprachzentrum nicht mehr funktioniert und er höchstens noch mit „Oooh", „Aaajaa" oder „Hmm … mehr" reagiert. Sein Gesichtsausdruck und die ins Laken gekrallten Hände sind da meist aussagekräftiger.

■ Beobachten Sie auch, wie der Penis selbst auf Ihre Bemühungen reagiert, vor allem kurz vor dem Orgasmus. Sobald Sie wissen, worauf Sie achten müssen, können Sie ihn zu ungeahnten Ekstasen befördern: Ziehen Sie das Spiel einfach in die Länge, indem Sie rechtzeitig vor dem „Point of no return" einen Gang runterschalten und ihn etwas abkühlen lassen, bevor Sie ihn wieder in Fahrt bringen. Wie das am besten funktioniert, erfahren Sie später noch.

Wenn er schließlich um Erlösung bettelt, kann das Ergebnis ungeahnt überwältigend sein.

■ Lassen Sie sich von Ihrem Liebsten ruhig einmal zeigen, wie er es macht: Entweder, indem er vor Ihren Augen masturbiert (was nicht wenige Männer auch schon ganz schön erregend finden), oder indem er Ihre Hände um seinen Penis legt und Ihnen zeigt oder sagt, was Sie wann damit tun sollten. Mit seiner Hilfe können Sie noch besser entdecken, wie sein Körper auf die unterschiedlichsten Berührungen reagiert.

Handarbeiten, die Freude machen

Sie wünschen sich trotzdem ein paar technische Anregungen? Dann probieren Sie doch mal die folgenden Zaubergriffe, und testen Sie, wie viel Druck, Tempo oder Zärtlichkeit ihn am meisten anmacht:

■ Verteilen Sie Gleitmittel oder Öl in Ihren Handflächen, und legen Sie eine Hand um die Peniswurzel. Drücken Sie leicht zu und ziehen Sie die Hand nach oben, bis der Penis aus ihr herausgleitet.

Vorher haben Sie aber schon mit der anderen Hand an der Peniswurzel zugegriffen und wiederholen die Bewegung nun fließend und ohne abzusetzen.

Wenn er schon eine Erektion hat, können Sie die Richtung auch wechseln und stattdessen von der Penisspitze bis zur Wurzel streichen.

■ Legen Sie Zeigefinger und Daumen ringförmig um den Rand der Eichel. Dann drücken Sie – ganz ohne Auf und Ab – mal fester und mal zärtlicher rhythmisch zu. Wenn Sie Ihre Finger dabei so platzieren, dass die Spitze des Zeigefingers auf dem Frenulum liegt, können Sie es zusätzlich mit kleinen Bewegungen stimulieren.

■ Legen Sie eine Hand um den Penisschaft, um ihn aufrecht zu halten, und legen Sie die Handfläche der anderen Hand (in die Sie zuvor viel Gleitmittel gegeben haben) von oben auf die Eichel. Wölben Sie die Handfläche leicht, und machen Sie locker aus dem Handgelenk kleine kreisende Bewegungen, oder drehen Sie die Hand aus dem Gelenk hin und her, als würden Sie einen Türknauf polieren. Noch intensiver ist es, wenn Sie gleich zu Beginn mit der Hand, die den Penis hält, die Vorhaut zurückziehen.

■ In derselben Grundhaltung können Sie die Finger der Hand, die auf der Eichel liegt, um den Penis schließen und die Hand auf und ab bewegen, so dass er immer wieder sanft in die Handfläche stößt. Mit etwas Übung lässt sich das Auf und Ab sogar mit der Drehbewegung kombinieren, was für den ultimativen Kick sorgen kann.

■ Legen Sie Ihre Hände flach mit gestreckten Fingern zusammen, und nehmen Sie den Penis so dazwischen, dass seine Spitze zwischen Ihren Fingern liegt. Mit etwas Gleitmittel steckt er nun in einer feuchten, warmen Höhle und wird sich dort sehr heimisch fühlen. Allerdings haben Sie so die Möglichkeit, nicht nur Auf-Ab-Bewegungen zu machen, sondern mit den Fingerspitzen die Eichel und deren empfindsamen Rand zu liebkosen oder mit den Daumen das Frenulum zu reiben.

■ Legen Sie eine oder beide Hände mit etwas Gleitmittel um den Penis. Lassen Sie sie auf und ab gleiten, während Sie sie gleichzeitig um den Penis vor und zurück drehen (denken Sie einfach an einen Korkenzieher). Achten Sie besonders auf seine Reaktionen, bis Sie den richtigen Dreh heraushaben.

■ Spielen Sie ruhig auch einmal mit seiner Vorhaut: Solange die Eichel noch kleiner ist, können Sie sie ganz darüber und behutsam in die Länge ziehen (mit viel Fingerspitzengefühl!), Sie können das entstehende Häubchen sanft drücken und mit Ihren Fingerspitzen erforschen. Sobald der Penis zu groß dafür ist, können Sie die Haut immer noch über die Eichel leicht auf und ab schieben. Wenn Sie langsam, genüsslich und aufmerksam vorgehen, können Sie so das übliche Auf und Ab weit übertreffen.

Oralsex für Anfänger und Fortgeschrittene

Nur fliegen ist schöner – dies fasst in etwa die Haltung der meisten Männer zu heißen Küssen im Intimbereich zusammen. Abgesehen von „richtigem" Sex natürlich. In vielen

Frauen weckt der Gedanke an Oralsex dagegen nicht nur pure Begeisterung. Sich selbst lecken und küssen lassen ist eine Sache – einen hoch aufgerichteten Penis direkt vor der Nase zu haben, dagegen schon eine ganz andere.

Ob dies nun aus hygienischen Gründen so ist oder aus Angst vor dem Würgereflex, es lohnt sich, solche Hemmungen zu überwinden! Sie lassen sich damit nämlich eine Möglichkeit entgehen, ihrem Partner ein himmlisches Vergnügen zu bereiten. Vielleicht hilft es ja zu wissen, dass die Genitalien bei normaler Hygiene weniger Bakterien beherbergen als der Mund, und dass es mit der richtigen Technik völlig unnötig ist, dass er mit dem Penis auch nur in die Nähe der Rachenmandeln kommt.

Für Anfänger: die Basics

Im alten Ägypten wurde Fellatio sogar als Weihehandlung zwischen Götterfiguren an Tempelwänden dargestellt. Damit auch Ihr Partner sich fühlt wie ein kleiner Gott, ist zum Glück nicht viel Mühe nötig.

■ Gleitmittel, Öl oder Kondome mit Fruchtgeschmack können zwar verwendet werden, sind aber glücklicherweise nicht unbedingt nötig (wobei ein Kondom bei einem neuen Partner aber durchaus empfehlenswert ist). Etwas zusätzlicher Speichel auf Zunge und Lippen genügt für den Anfang vollkommen und wird danach von allein immer mehr. Kluge Frauen lassen den Überschuss am Penis hinunterlaufen, um mit der freien Hand noch schöner den Penisschaft massieren zu können.

■ Der empfindlichste Teil des Penis liegt an seiner Spitze – schon deshalb ist es gar nicht nötig, auch noch die übrigen Zentimeter im Mund unterbringen zu wollen. Spielen Sie zusätzlich mit der Zunge am Rand der Eichel und am Frenulum, und er wird sowieso an nichts anderes mehr denken können.

■ Etwas Saugen kann sehr schön für ihn sein, aber Sie müssen ihn nicht behandeln wie einen Milchshake, damit er abhebt. Dafür reicht oft schon allein das heiße, feuchte Gefühl, in Ihrem Mund zu sein. Mit ein paar Zungenspielen können Sie ihn schnell vor Lust zum Beben bringen.

■ Zur Unterstützung hat es sich bewährt, eine freie Hand um den Penisschaft zu legen. Davon haben beide was: Sie wissen, dass er nicht unerwartet zustoßen kann (und sei es unabsichtlich), und er erlebt noch mehr Genuss, wenn auch noch sein Penisschaft massiert wird.

■ Sie wollen ihn noch mehr anheizen? Dann verwöhnen Sie mit der Hand seine Hoden, das Perineum oder den Po.

■ Sie müssen keine Angst haben, ihn mit den Zähnen zu verletzen, wenn Sie sie hinter den Lippen verstecken.

■ Falls Sie Ihren Kiefer nicht aushängen können wie eine Boa, ist es ganz normal, dass nach kürzerer oder längerer Zeit Ermüdungserscheinungen auftreten. Sie müssen den Penis aber zum Glück auch für einen perfekten Blowjob nicht ständig im Mund haben. Machen Sie Entspannungspausen, in denen Sie mit der Zunge an Eichelrand und Frenulum auf Entdeckungsreise gehen, gleiten Sie mit Ihrem Lippen am Schaft entlang, oder lecken Sie an seinen Hoden – er wird über die kleine Abwechslung glücklich sein.

■ Schlucken oder nicht schlucken? Vermutlich eine der ältesten Fragen, wenn es um Fellatio geht. Viele Frauen wissen nicht so recht, was sie im Falle einer Ejakulation mit dem Sperma anfangen sollen. Männer sind dagegen vom Schlucken oft ziemlich begeistert, und fühlen sich dabei erst so richtig angenommen. Sperma ist nicht unhygienischer als Speichel, und es enthält weder nennenswerte Kalorien noch männliche Hormone, die den weiblichen Körper durcheinanderbringen könnten. Sein Geschmack ist allerdings von Mann zu Mann unterschiedlich und wird sowohl von der Ernährung wie auch von Medikamenten oder dem Rauchen beeinflusst. Falls er Ihnen nicht ganz zusagt, können Sie also immer noch versuchen, Ihrem Liebsten das tägliche Bier ab- und leckere Obstsalate anzugewöhnen (Ananas soll besonders geschmacksverbessernd sein). Wie lange Ihr Schatz Diät halten muss, um beispielsweise lecker-fruchtiges Erdbeer-Aroma zu produzieren, ist jedoch leider noch nicht erforscht worden. Aber Spaß beiseite: Wenn Sie einfach kein Sperma im Mund haben wollen, ist es besser, sich auch nicht dazu zu zwingen. Er wird genauso glücklich sein, wenn Sie ihm mit Fellatio einfach nur ein höllisch heißes Vorspiel bescheren, oder ihn kurz vor seinem Orgasmus auf andere Weise weiter stimulieren. Nehmen Sie Ihre Hände zu Hilfe, legen Sie den Penis zwischen Ihre Brüste, oder lecken Sie einfach weiter am Frenulum und am Rand der Eichel, bis es soweit ist. Dabei können Sie ihn zwar bitten, Sie kurz vorher zu warnen, aber verlässlicher und für Ihren Partner entspannter ist es, seine körperlichen Reaktionen zu beobachten: Meist schwillt die Eichel kurz vor dem Orgasmus an, und die Hoden werden enger an den Körper gezogen. Außerdem lassen sich bei den meisten Männern individuelle Signale entdecken, wie beispielsweise ein bestimmtes Zucken, Anspannung bis in die Zehen oder dieses ganz bestimmte Stöhnen.

Französisch für Fortgeschrittene

Wenn Sie mit den Basics vertraut sind und schon wissen, wie gut Oralsex bei Ihrem Liebsten ankommt, werden Sie vermutlich noch etwas mehr darüber wissen wollen. Hier ein paar Tipps, wie Ihre Zuwendungen noch unvergesslicher für ihn werden:

■ Zeigen Sie ihm, wie viel Spaß Sie haben. Auch wenn Sie sonst lieber im Stillen genießen, wird jedes „Mmmhh" oder „Oooh" ihn noch mehr in Ihrer Hingabe aufgehen lassen.

■ Überfallen Sie ihn an ungewohnten Orten: unter der Dusche, im Gästezimmer oder nachts auf dem Parkplatz im Auto. Die Gefahr, erwischt zu werden, macht alles noch aufregender. Lassen Sie es aber nicht so weit kommen!

■ Auch stellungstechnisch sind Variationen möglich: Statt faul auf dem Bett zu liegen, darf er sich ruhig auch mal im Sessel lümmeln oder auf der Treppe sitzen, während Sie vor ihm knien. Oder Sie setzen sich mit dem Rücken zur Wand, und er steht vor Ihnen und stützt sich mit den Händen dagegen. Oder er darf zur Abwechslung mal auf der Küchenzeile Platz nehmen.

■ Pornos beweisen es: Männer stehen aufs Zusehen. Spielen Sie die Hauptrolle in seinem Lieblingsfilm, und sorgen Sie dafür, dass er gut sehen kann, was Sie mit ihm anstellen. Er hat garantiert nichts dagegen, wenn Sie eine kleine Show für ihn abziehen.

Stellungstechnisch gibt es bei der französischen Variante viele Möglichkeiten.

■ Versuchen Sie, die Vorhaut über die Eichel zu saugen, solange diese noch kleiner ist. Das wird sie dann allerdings nicht lange bleiben – vor allem, wenn Sie abwechselnd saugen und die Vorhaut mit Ihrer Hand wieder zurückziehen.

■ Abenteuerlustige versetzen ihm heiße und kalte Schauer, indem sie ihren Mund zwischendurch mit Eis abkühlen oder mit heißen Getränken wärmen. Auch Summen beim Saugen kann durchaus interessante Gefühle erzeugen.

Der beste Sex seines Lebens – immer wieder

Männer wollen nur das eine: ihr bestes Stück oft und bei jeder sich bietenden Gelegenheit in einer feuchten, heißen Vagina spüren. Zumindest denken sie das. Seit dem letzten Kapitel wissen Sie jedoch, wie Sie ihn auch ganz ohne genitalen Kontakt in höchste Ekstase versetzen und zu wunderbaren Höhepunkten bringen können. Ebenso gut eignen sich diese Fertigkeiten und Techniken jedoch auch als Auftakt zu all dem, was Sie in diesem Kapitel noch kennen lernen werden.

Wovon Männer träumen

Männerträume sind in der Regel nicht besonders kompliziert: Meistens drehen sie sich um eine begehrenswerte Frau (die weder ebenmäßige Modelmaße noch Riesenbrüste besitzen muss – Sie wissen ja: Jede Frau kann begehrenswert sein, wenn sie es nur will), und davon, diese Frau in der einen oder anderen Variante durchzuvögeln (verzeihen Sie den Ausdruck – aber er bringt es wunderbar auf den Punkt, was in vielen Männerköpfen vorgeht). Natürlich gibt es daneben auch Männer mit etwas spezielleren Träumen, die bestimmte Sexspiele besonders bevorzugen und manchmal sogar zu brauchen glauben, um wirklich befriedigende Höhepunkte zu erleben.

Der größte Traum aller Männer ist jedoch, dass die Frau in ihren Armen genauso viel Spaß am Sex hat wie sie und mindestens genauso scharf darauf ist. Das bestätigt sie natürlich zum einen als besten Liebhaber der Welt (etwas, was jeder Mann gerne sein möchte), zum anderen ist es die beste Garantie dafür, so oft, wie sie es sich wünschen, aufregenden Sex mit ihr zu haben ohne lange darum bitten zu müssen.

Ganz gleich, ob Ihr Liebster nun auf Blümchensex steht oder spannende Fesselspiele bevorzugt: Zu einer wahren Sex-Göttin werden Sie für ihn, wenn Sie seine kühnsten Träume nicht nur erfüllen, sondern sogar noch übertreffen. Dabei geht es weniger darum, was Sie mit ihm machen, sondern vielmehr darum, wie Sie es tun.

> **Zur Sexgöttin werden Sie für ihn, wenn Sie seine Träume übertreffen.**

Wecken Sie seine Empfindsamkeit

Sie haben beim Sex immer die Wahl zwischen zwei verschiedenen Vorgehensweisen. Zum einen können Sie bekannte Reize immer weiter verstärken: Immer stärkere Berührungen und Rhythmen suchen, immer schärfere Outfits tragen, immer gewagtere Experimente eingehen. Dies birgt jedoch naturgemäß das Risiko, dass Sie irgend-

wann an Grenzen stoßen, die Sie einfach nicht weiter über-
schreiten wollen oder können.

Die andere Möglichkeit besteht darin, die Sensibilität Ihres
Geliebten zu wecken und seine Empfindsamkeit immer
weiter zu erhöhen. Hier steht Ihnen ein viel weiteres Feld für Entdeckungen offen: Die Intensität, mit der wir unsere Sexualität erleben, und die
Fülle möglicher Gefühle und Empfindungen wird in der Regel nur durch
mangelnde Vorstellungskraft und fehlende Erfahrung
begrenzt. Übertreffen Sie seine kühnsten Träume, indem
Sie ihm Empfindungen ermöglichen, von denen er vorher
gar nicht wusste, dass sie überhaupt möglich sind. Geben
Sie ihm die Möglichkeit, sich fallen zu lassen und sich ganz
den Berührungen Ihres Körpers hinzugeben, Ihrer Lippen,
Ihrer Hände, Ihrer Haut auf seiner Haut.

Zeigen Sie ihm, dass er bei Ihnen ganz loslassen und sich
ausschließlich aufs Genießen konzentrieren kann, und dass
Ihre einzige Erwartung die ist, dass Sie beide viel Spaß miteinander haben – und dass Sie selbst sehr gut in der Lage
sind, dafür zu sorgen. Nehmen Sie ihm den Leistungsdruck, im richtigen Moment wie auf Knopfdruck funktionieren zu müssen. Zeigen Sie ihm, wie schön es ist, ganz
ohne Absichten und Ziele einfach nur den Kontakt Ihrer
Körper zu genießen.

> **Bei gutem Sex geht es nicht um Leistung, sondern einfach nur um das hemmungslose Genießen.**

Geben Sie ihm die Gewissheit, dass Sie ihn so lieben und begehren, wie er ist, auch wenn sein Bauch vielleicht ein wenig kleiner oder die Muskeln ein wenig stärker sein könnten. Und zeigen Sie ihm nicht zuletzt auch so oft es geht, dass Sie eine begehrenswerte Frau sind, um die ihn mancher Mann beneiden würde, damit er nie das Gefühl bekommt, Ihre Hingabe an ihn wäre selbstverständlich.

Training für Ihr bestes Stück

Männer mögen es eng – ein Anlass für viele Frauen, sich zu fragen, ob ihre Vagina auch nach langen Einsatzjahren oder gar nach einer Geburt noch den Anforderungen genügt. Vor allem dem amerikanischen Gynäkologen Dr. Arnold Kegel haben wir die Erkenntnis zu verdanken, dass es trotzdem keinen Grund zur Besorgnis gibt: Mit gezieltem Beckenbodentraining können Sie Ihre Vagina sogar trainieren und so Ihrem Liebsten auf Dauer noch viel mehr Vergnügen schenken. Die Muskeln des Beckenbodens können beim Sex nicht nur dafür sorgen, dass sich alles schön eng anfühlt, sondern den Penis sogar regelrecht massieren, wenn Sie sie zusätzlich zu Ihren Bewegungen rhythmisch anspannen und loslassen.

Die Vorbereitung dafür ist ganz einfach: Dieselben Muskeln, die beim Sex für noch mehr Ekstase sorgen, sind auch im Einsatz, um Blase und Darm sicher zu verschließen.

Ihre Kraft können Sie kennen lernen, indem Sie einen Finger in die Vagina einführen und die Muskeln fest anspannen. Falls Ihnen noch nicht ganz klar ist, welche Muskeln gemeint sind, finden Sie sie am einfachsten beim Wasserlassen: Wenn Sie den Urinstrahl zwischendurch unterbrechen, sind die Beckenbodenmuskeln in Aktion.

Die einfachste Methode, um den Beckenboden zu trainieren, ist das rhythmische Anspannen und Loslassen dieser Muskeln. Ziehen Sie sie beim Anspannen nicht nur zusammen, sondern auch zur Körpermitte hin. Stärke und Tempo der Anspannung können Sie variieren: Mal langsam und ausdauernd, dann wieder schnell und pumpend. Das Schöne daran ist, dass Sie praktisch jederzeit eine kleine Übungseinheit einlegen können: Wenn Sie am Schreibtisch sitzen, mit dem Auto im Stau stehen, im Bett liegen und nicht zuletzt natürlich, wenn Ihr Liebster in Ihnen ist und Sie ihn noch mehr um den Verstand bringen wollen.

Höhepunkte, wann immer Sie wollen

Der Mythos vom gemeinsamen Höhepunkt als höchste sexuelle Erfüllung lebt immer noch in vielen Köpfen. In der Realität ist ein zeitgleicher Orgasmus dagegen eher ein Zufallsprodukt. Und so sollten Sie ihn auch betrachten: Wenn es dazu kommt, ist es ganz schön, und wenn nicht, ist das trotzdem noch lange nicht das Ende von Lust und

Liebe. Zum sexuellen Selbstbewusstsein gehört es auch, dass Sie sich über das Timing Ihres Orgasmus nicht den Kopf zerbrechen, sondern ihn einfach genießen, wenn es soweit ist.

Dies kann nur in einer einzigen Situation etwas schwieriger werden: Wenn Ihr Liebster vor lauter Begeisterung alles daran setzt, Erster beim Sprint zum Höhepunkt zu werden. Im Eifer des Gefechts vergessen Männer manchmal, dass nicht nur ihre Partnerin wenig davon hat, wenn sie schnell kommen und sich danach erschöpft zur Seite rollen und einschlafen. Letztlich sind es auch die Männer, die unter ihrer eigenen Eile leiden: Erstens hat frau nur wenig Lust auf eine Wiederholung, wenn sie immer kurz vor der Ziellinie stehengelassen wird. Und zweitens nimmt er sich die Befriedigung, sie zum Orgasmus gebracht zu haben, und das unbeschreibliche Gefühl,

Erziehen Sie Ihren Partner, wenn er denkt, er soll beim Sex wie ein Sprinter als erster ans Ziel kommen.

wenn die Kontraktionen ihrer Vagina dabei seinen Penis massieren.

Anstatt ihn nun auf die Suche nach Ihrem G-Punkt zu schicken oder verzweifelt zu hoffen, dass er beim nächsten Mal endlich an Ihre Klitoris denkt, sollten Sie die Sache daher einfach selbst in die Hand nehmen. Schließlich weiß niemand so gut wie Sie, was Sie am schnellsten zum Abheben bringt, und wie Sie an welchen Stellen berührt werden wollen. Sorgen Sie also selbst dafür, dass er in der richtigen Stellung in Sie eindringt, bewegen Sie sich mit, anstatt sich nur seinen Stößen zu überlassen, und legen sie ruhig Ihre oder seine Finger an Ihre Klitoris, um ein Feuerwerk der Empfindungen zu entzünden. Am besten funktioniert all das natürlich, wenn Sie mit Ihrem eigenen Körper vertraut sind und seine Reaktionen gut kennen.

Am allerwichtigsten ist jedoch, dass Sie keine Scheu davor haben, selber Erste zu werden! Wahrscheinlich ist Ihr Partner davon sowieso so begeistert, dass er Ihnen gleich darauf folgen wird. Und falls nicht, sind Sie nach dem Orgasmus auf jeden Fall schneller zum Weitermachen bereit als er – selbst wenn Sie eine kleine Verschnaufpause einlegen wollen.

Geschickte Bremsmanöver

Trotz aller männlichen Ungeduld lohnt es sich, Ihren Liebsten nicht in vollem Tempo aufs Ziel losstürmen zu lassen. Je länger Ihr Liebesspiel dauert, desto mehr Gelegenheit hat auch er, um seine Empfindungen ganz auszukosten und den Sex mit Ihnen noch intensiver zu erleben. Drücken Sie also ruhig auf die Bremse, wenn er es allzu eilig hat. Schon nach kurzer Zeit wird er begeistert dabei mitmachen. So funktioniert es am besten:

■ Schon ein kleiner Tempowechsel kann ihn von seinem Sprint abbringen und daran erinnern, dass Sie ja noch mehr miteinander vorhaben. Wechseln Sie also einfach rechtzeitig zu Slow Motion, oder spielen Sie das „Bloß nicht bewegen"-Spiel. In der Missionarsstellung können Sie nachhelfen, indem Sie Ihre Beine zwischen seine schieben und fest zusammenpressen, so dass er sich gar nicht mehr so stark bewegen kann. Was dabei nicht mitpressen sollte, sind Ihre Beckenbodenmuskeln: sonst könnten Sie genau den gegenteiligen Effekt erreichen.

■ Mit etwas festem, anhaltendem Druck an der richtigen Stelle lässt sich der Point of no return ebenfalls verschieben. Entweder legen Sie Daumen und Zeigefinger um die Basis der Eichel und drücken dort gleichmäßig zu, oder Sie legen Ihre Hand von oben über die Eichel und drücken diese zwischen Ihren Fingern und der Handfläche. Am Perineum direkt hinter den Hoden liegt ein weiterer Bremspunkt. Wie fest und lange Sie drücken müssen, kann Ihnen am besten Ihr Partner sagen. Welcher Punkt bei ihm am besten funktioniert, finden Sie durch gemeinsames Ausprobieren heraus.

Ziehen Sie die Bremse, wenn es zu schnell geht!

■ Meister der Selbstbeherrschung zögern den Orgasmus hinaus, indem Sie vorher eine totale Entspannungspause einlegen: Wenn die Muskeln von Po, Beinen und Bauch völlig locker sind, ist ein plötzlicher Ausbruch gar nicht mehr möglich. Erzählen Sie ihm aber schon vorher davon, und erinnern Sie ihn daran, wenn es soweit ist.

Stellungen, Techniken & mehr

Wer schon mal einen Blick in ein Tantra-Buch oder auf manche indischen Tempel-Friese geworfen hat, der weiß, dass es seit Urzeiten unzählige kreative Variationen für die schönste Nebensache der Welt gibt.

Bei aller Kreativität ist die Missionarsstellung in deutschen Betten aber immer noch die verbreitetste Art, sich zu lieben. Sie hat ja auch ihre Vorteile: man ist sich sehr nahe, kann sich gegenseitig in die Augen sehen, und auch zum Küssen ist die Position ideal. Allerdings ist es leider nicht für alle Frauen einfach, in dieser Stellung einen Orgasmus zu bekommen.

Solche Überlegungen sind kein weiblicher Egoismus: Die Kontraktionen der Vagina beim Orgasmus sind für die meisten Männer der ultimative Kick, wenn sich ihr Penis währenddessen in selbiger befindet. Sie können sich also guten Gewissens darauf konzentrieren, die Stellungen auszusuchen, die auch Ihnen den größten Lustgewinn versprechen.

Zur Turnmatte müssen Sie Ihr Bett dennoch nicht machen. Zwar wird der eine oder andere Stellungswechsel beim Sex als sehr anregend empfunden, aber mehr als zwei bis drei verschiedene Positionen während einer Nummer zeugen eher von Unentschlossenheit als von Hingabe. Die übrigen Variationen können Sie ja immer noch beim nächsten Mal ausprobieren.

Werden Sie kreativ!

Das ABC der verschiedenen Liebespositionen besteht trotz aller Vielfalt eigentlich nur aus wenigen Themen mit vielen Variationen. Die Hauptthemen sind „Auge in Auge" oder „a tergo": Haben Sie Sex von Angesicht zu Angesicht, oder lieben Sie sich in der animalischen Variante und drehen Ihrem Liebsten den Rücken zu? Beides ist toll: Auge in Auge ist sehr intim bis romantisch, beide Partner können sich ausgiebig mit Ihren Händen berühren und sich küssen, bis ihnen die Luft weg bleibt.

Öfter mal was Neues: Von kuschlig-zärtlich bis wild-akrobatisch.

A tergo wecken Sie dagegen das Tier im Manne: Er hat dabei meist eindeutig mehr Kontrolle, aber das Spiel von nehmen und sich nehmen lassen ist auch für die meisten Frauen sehr anregend. Außerdem landet die Penisspitze bei vielen dieser Stellungen recht zielgenau im G-Punkt-Bereich, und die meisten Männer wissen zum Glück, dass sie ihre Hände nicht nur zum Festhalten benutzen sollten. Die Variationen drehen sich bei beiden Möglichkeiten vor allem darum, ob es im Liegen, Sitzen oder Stehen zur Vereinigung kommt, in welchem Winkel die Körper aufeinander treffen und wie man am besten seine Beine in Position bringt.

Es gibt unzählige Beschreibungen für die unterschiedlichsten Liebespositionen – von kuschlig-zärtlich bis hin zu wild und akrobatisch. Im folgenden Kapitel finden Sie einen Überblick über bewährte Stellungen, die für viel Abwechslung beim Liebesspiel sorgen. Viel wichtiger aber als das Befolgen einer bestimmten Anleitung („Schatz, kannst du dich noch erinnern, wohin ich mein rechtes Bein beim „Sterbenden Schwan" halten muss?") sind Ihre eigene Kreativität und Ihr Bauchgefühl – was hier tatsächlich einmal wörtlich gemeint ist.

Beginnen Sie einfach mit einer der bekannteren Stellungen und gehen Sie gemeinsam auf Entdeckungsreise: Spüren Sie in sich hinein, ob Sie ihn vielleicht gerne noch tiefer oder enger bei sich spüren möchten, und sorgen Sie dafür, dass er genau dort landet. Probieren Sie auch aus, wie es sich anfühlt, wenn nur die Spitze seines Penis in Sie eintaucht und Sie sich ganz nach Lust und Laune auf ihr bewegen. Wenn Sie Ihre Beine schließen, nachdem er eingedrungen ist, wird alles besonders eng und heiß, und auch Ihre Schamlippen und Ihre Klitoris bekommen mehr von der Reibung ab (zumindest, wenn er von vorne kommt).

Experimentieren Sie auch mit verschiedenen Beinstellungen: Es kann einen großen Unterschied machen, ob Sie die Beine strecken oder anwinkeln, wie weit Sie sie spreizen oder ob Sie sie möglichst nahe an Ihren Körper ziehen. Scheuen Sie sich nicht, die Hände an seinen Po zu legen und ihn dorthin zu dirigieren, wo Sie ihn gerne hätten –

> **Experimentieren Sie, und finden Sie heraus, was Ihnen besondere Freude macht.**

für die meisten Männer ist es sogar besonders erregend, wenn 1. Sie sich energisch das von ihnen holen, was Sie brauchen, und 2. ihre Pobacken beim Sex gedrückt, nach oben oder auseinander gezogen werden.

Lassen Sie es sich außerdem nicht nehmen, Ihre Lustspiele aus der Horizontalen zumindest teilweise in die Vertikale und auch an andere Schauplätze als das Bett zu verlagern. Sicher, Sex im Liegen ist schön bequem, und es lassen sich schon viele spannende Sachen dabei anstellen. Noch spannender wird es, wenn Sie sich auch mal hinknien oder im indischen Göttinnen-Stil in Hock-Stellung über Ihrem Geliebten schweben, wenn Sie sich oder ihn an eine Wand lehnen, ihn auf einen stabilen Stuhl oder Sessel platzieren und auf ihn setzen, oder sich vornübergebeugt auf Couchlehnen, Küchenzeilen oder Waschbecken abstützen (der freie Blick in den Spiegel macht letzteres sogar besonders interessant). Lassen Sie sich von Ihrer Lust leiten, und probieren Sie aus, was Ihnen in den Sinn kommt und nicht allzu akrobatische Verrenkungen erfordert. Kein Ratgeber der Welt kann Ihnen sagen, welche Stellung für das Zusammenspiel Ihres Körpers mit dem Ihres Partners ideal ist – aber jeder Mann wird es Ihnen danken, wenn Sie sich ein Herz fassen und ihn kurzerhand einmal in einen anderen Winkel oder eine andere Haltung dirigieren, oder sich auf ihn schwingen und alles mit ihm machen, was sich gerade gut anfühlt.

Inspirierende Ideen – von klassisch bis akrobatisch

Für alle, die sich dennoch eine Auswahl besonders wirkungsvoller Liebespositionen wünschen – sei es aus Neugier, zur Inspiration, oder um ihre vielfältigen eigenen Ideen leichter in konkrete Bahnen zu lenken – hier nun eine kleine Übersicht über bewährte Stellungsspiele. Aber vergessen Sie nicht: Was zählt, ist, was Ihnen und Ihrem Partner Spaß macht und sich gut anfühlt – finden Sie also Ihre ganz persönlichen Lieblings-Stellungen, und passen Sie sie ganz an Ihre Bedürfnisse an. Viel Spaß beim Ausprobieren!

Missionare in allen Varianten:

■ Der Klassiker: Sie liegt auf dem Rücken, er auf ihr, zwischen ihren Beinen. Bringt viel Nähe und erfordert keine übertriebene Beweglichkeit. Schön eng wird es, wenn sie ihre Beine schließt, nachdem er eingedrungen ist.

Für aktive Frauen: Sie schlingt ihre Beine um seine Taille – das gibt ihr viel Kontrolle über seine Bewegungen, und er kann schön tief eindringen. Letzteres funktioniert auch, wenn sie ihre Oberschenkel mit angewinkelten Knien an ihren Körper zieht.

■ Weniger Nähe, aber einen günstigen Winkel, um den G-Punkt zu erreichen, gibt es, wenn er sich hinkniet und ihren Po zu sich hochzieht. Mit etwas Geschick hat er dabei noch eine Hand für die Klitoris frei, die er so auch leicht erreichen kann.

■ Auch gut: Beine in die Höhe strecken, Unterschenkel oder Fußsohlen an seine Brust legen. Besonders praktisch, wenn sie erhöht auf Tisch, Bett oder anderen Möbelstücken liegt und er davor steht oder kniet.

Immer obenauf:

■ Viel mehr Kontrolle haben Sie allerdings, wenn Sie Ihren Liebsten flachlegen und sich im Reitersitz über ihn knien. Auge in Auge ist dies immer noch sehr romantisch, vor allem nach vorne gebeugt und eng umschlungen.

■ Fürs Auge: Männer lieben es, wenn es was zu sehen gibt. Das gibt es, wenn sie aufgerichtet sitzen bleibt und .ihr Becken auf und ab, im Kreis oder einfach nur von links nach rechts oder vor und zurück bewegt. Der Vorteil für sie: Er hat die Hände frei und kann sie beliebig einsetzen. Besonders schwungvoll (aber auf Dauer nur mit gut trainierten Oberschenkeln durchzuhalten) ist es, wenn sie nicht kniet, sondern über ihm hockt.

■ Weitere Möglichkeiten: Sie legt sich auf ihn, schließt ihre Beine und legt sie zwischen seine. Oder sie setzt sich so auf ihn, dass sie ihm den Rücken zuwendet – dabei kann sie als Zusatz-Bonus Hoden und Perineum bequem mit den Händen erreichen. Besonders interessant ist es auch, wenn er auf einem Stuhl oder Sessel sitzt und sie sich auf ihn schwingt.

A tergo:

■ Weckt die Raubkatze in uns: Sie kniet im Vierfüßerstand, er dahinter. Unbedingt ausprobieren, wie es sich anfühlt, wenn sie den Rücken rund macht oder aber sich mit den Unterarmen aufs Laken stützt und den Po in die Höhe reckt.

■ Ganz zärtlich ist dagegen die Löffelchen-Stellung, wenn er sich von hinten ganz eng an sie schmiegt (am besten in der Seitenlage).

Von oben, von unten, von vorne, von hinten – es gibt viele schöne Möglichkeiten.

■ Auch wenn sie sich gegen eine Wand oder zum Beispiel an der Küchenzeile abstützt, sind heiße Gefühle möglich – in stehenden Positionen ist es jedoch hilfreich, wenn die Partner dafür ungefähr gleich groß sind.

Gut gestanden:

■ Apropos stehen: Sex im Stehen klappt am besten, wenn nur er steht und sie zumindest mit dem halben Po Halt auf einem Tisch, der Waschmaschine oder ähnlich hüfthohen Möbelstücken findet.

■ Die „Beine um seine Hüften schlingen und auf Händen getragen werden"- Nummer ist nur etwas für starke Männer und federleichte Frauen – und wenn garantiert keine Kleinmöbel oder Kinderspielzeuge im falschen Moment zur Stolperfalle werden können.

■ Leichter geht es, wenn sie zumindest ein Bein auf dem Boden behält und (zum Beispiel im Flur) genügend Wände zum Abstützen in der Nähe sind, oder einfach gleich a tergo (siehe oben).

Eng umschlungen:

■ Der Klassiker aus dem Tantra: Er sitzt im Schneidersitz (zumindest mehr oder weniger), sie auf seinem Schoß und schlingt die Beine um ihn. Bietet viel Nähe, aber nicht sehr viel Bewegungsfreiheit, außer sie ist so leicht, dass er sie mühelos halten kann.

■ Mehr Bewegung und auch Erregung kommt ins Spiel, wenn sie ihre Füße aufsetzt, so dass sie über ihm hockt, sich an seinem Nacken festhält und er ihren Po mit den Händen stützt.

■ Oder beide beugen sich aus der Grundposition nach hinten und stützen sich mit den Händen auf. Akrobatinnen können außerdem versuchen, ihre Knie über seine Schultern zu legen.

Leicht verdreht:

■ Zwischen „von vorne" und „von hinten" gibt es sogar noch weitere Möglichkeiten: Er dringt im Liegen (entweder Auge in Auge oder a tergo) ein, dann wird gedreht, bis er im 90°-Winkel zwischen ihren Beinen liegt (von vorn) oder sie ihre geschlossenen Beine seitlich über seine Hüfte legen kann (von hinten). Ist einfacher, als es klingt – und durchaus lohnend!

Analsex

Dass der Po des Mannes eine bemerkenswert erogene Zone sein kann, wissen Sie ja schon. Für manche Männer ist der Po einer Frau jedoch noch viel erotischer – vor allem, wenn sie daran denken, was sie damit alles machen wollen. Während praktisch jeder Mann auf den Anblick eines wohlgeformten Pos reagiert und es liebt, ihn anzufassen, zu streicheln oder zu kneten, wünschen sich manche Männer noch viel mehr: Sie finden Analsex mindestens ebenso spannend wie alle anderen Variationen. Ob Sie davon ebenso viel halten wie er, ist allein Ihre Entscheidung. Manche Frauen finden es extrem erregend, wenn sie anal penetriert werden, während viele andere dem Gedanken nun mal keinen Geschmack abgewinnen können.

> **Der Anus ist enger als die Vagina. Sie sollten deshalb ein Gleitmittel bereit legen.**

Falls Sie und Ihr Partner diese Begeisterung teilen oder es einfach einmal durch Ausprobieren herausfinden wollen, sollten Sie auf einige wenige Punkte achten:

■ Da der Anus enger ist als die Vagina, ist das Eindringen hier zwar eine besonders intensive Erfahrung, aber auch schnell schmerzhaft. Vor allem beim ersten Mal sind viel Gleitmittel, tiefe Entspannung (am besten nach einem ersten Orgasmus), sowie genug Zeit und Geduld unverzichtbar. Ideal ist ebenfalls ein wohlig warmes Bad vorher – und es beseitigt auch gleich alle eventuellen Hygienezweifel.

■ Die Bewegungen gehen von Ihnen aus. Wenn er zustoßen will, ist er hier an der falschen Adresse. Bevor er das erste Mal mit dem Penis eindringen darf, sind Testläufe mit den Fingern eine gute Idee (kurze und gut gefeilte Fingernägel vorausgesetzt). So können Sie üben, die Muskeln zu entspannen, die sonst nur auf Anspannung trainiert sind. Wenn es sich unangenehm anfühlt oder gar schmerzt, ist er entweder zu ungeduldig, oder es ist vielleicht wirklich einfach nicht Ihr Fall. Auf jeden Fall ist dann erstmal Aufhören angesagt.

■ Im Anus finden sich zwar weniger Bakterien als man vermuten würden, aber dafür sind es solche, die in der Vagina nichts zu suchen haben.

Ob mit dem Finger, dem Penis oder Ihrem Lieblings-Spielzeug: fliegende Wechsel sind deshalb tabu. Wer nicht zwischendurch zum Waschen aufstehen will, benutzt für den Hintereingang Kondome, Fingerlinge oder extra dafür reserviertes Spielzeug. Kondome sind auch deshalb grundsätzlich eine gute Idee, weil sie das beim Analsex höhere Risiko von Infektionen minimieren. Schon so mancher Mann hat sich ohne Kondom eine unangenehme Harnröhreninfektion eingehandelt, und die ist noch das Geringste aller möglichen Übel.

Spielzeuge und andere Abwechslungen

Sexspielzeug fristet in vielen Männerbetten ein eher trauriges Dasein, während es unter den Frauen viel mehr Fans gibt, als solche, die es auch zugeben würden. Kein Wunder: Die verbreitetsten Sextoys stammen immer noch aus der Kategorie der Dildos und Vibratoren, und viele Männer wissen damit traditionell wenig anzufangen. Das können Sie ändern!

Falls Sie ohne Ihren Lieblings-Dildo oder –Vibrator keine mehrtägige Reise antreten würden, ist es am besten, wenn Sie Ihrem Liebsten einfach mal zeigen, was er damit so alles anstellen kann. Schließlich müssen es nicht unbedingt Sie selbst sein, die den Schaltknopf drückt oder das Ding an die richtige Stelle befördert.

Nachdem sie die erste Scheu überwunden haben, gehen viele Männer recht einfallsreich mit unseren kleinen Helferlein um und sind ganz fasziniert von den Möglichkeiten, die sie ihnen bieten: Flugs den Vibrator an die richtige Stelle gehalten, und schon muss er sich keine Gedanken mehr um die richtige Fingertechnik machen, sondern kann sich mehr auf seine eigenen Empfindungen beim Sex konzentrieren.

Ganz nebenbei verliert Ihr Liebster so am schnellsten seine Konkurrenzgefühle für Ihren mechanischen Liebhaber.

Wenn er erst einmal die Kontrolle darüber hat, wird ihn ein kleiner Größenunterschied oder die enorme Ausdauer Ihres Spielzeugs bei weitem nicht mehr so beunruhigen, wie wenn Sie nur alleine damit spielen würden.

Was viele Frauen nicht wissen, ist, dass Männer sich genauso gerne am Vibrieren ihres Lieblings-Toys erfreuen wie sie selbst – und manchmal wissen es sogar ihre Männer noch nicht.

Probieren Sie also ruhig einmal aus, wie es sich für ihn anfühlt, wenn Sie mit einer Hand seinen Penis umfassen und dabei einen Vibrator an den Handrücken halten. Auch an der Eichel, am Penisschaft, am Perineum und nicht zuletzt am Anus können die Vibrationen ganz unerwartete Begeisterung hervorrufen.

Ein Herz für geschundene Penisse

Ein auch in der Männerwelt immer wieder gefragtes Sextoy sind Penisringe, die es in den verschiedensten Materialien und Formen gibt. Sie werden über den Penis gestreift und schnüren ihn am unteren Ende ein, so dass das Blut darin noch stärker gestaut und damit die Erektion verstärkt wird.

Die Anwendung erfordert jedoch eine verstärkte Aufmerksamkeit: Wenn der Ring zu eng sitzt oder zu lange getragen wird, wird die Blutversorgung so gestört, dass bleibende Schäden entstehen können. Spätestens nach 15 bis 20

Minuten hat sein bestes Stück eine ausgiebige Pause nötig, um Ihnen auch in Zukunft noch viel Freude zu bereiten.

Noch gefährlicher als käuflich erworbene Penisringe sind selbstgebastelte: Wenn sich Knoten auf einmal nicht mehr lösen oder zu spät bemerkt wird, dass sich der Serviettenring ab einem gewissen Erektionsgrad einfach nicht mehr abstreifen lässt, hört der Spaß am Sex schnell auf. Tun Sie Ihrem Liebsten den Gefallen und spielen Sie solche Spiele einfach nicht mit – das erspart es Ihnen außerdem, ihn zu einem peinlichen Besuch in der Notaufnahme zu chauffieren.

Alles ist erlaubt, wenn es allen Beteiligten Spaß macht.

Das Einzige, was eine perfekte Liebhaberin wie Sie braucht, um seinen Penis in Topform zu bringen, sind Ihre Hände, Ihre Lippen und Ihr gesammeltes Wissen über seine Reaktionen. Und das wird auch Ihr Liebster durchaus zu schätzen wissen.

Fessle mich!

Fesselspiele gehören zu den Klassikern unter den Sexspielen, und sie sind denkbar einfach umzusetzen. Ob mit dem Seidenschal, einem richtigen Strick oder mit Handschellen: Das Spiel mit Macht und Ausgeliefertsein verleiht dem Sex besonders viel Spannung. Allerdings nur, wenn sich die Partner wirklich vertrauen: Von einem Unbekannten sollten Sie sich niemals in Fesseln legen lassen!

Fesselspiele funktionieren in beide Richtungen: Fesselt er Sie, darf er das Gefühl von Macht und Kontrolle genießen und die (politisch unkorrekte, aber höchst erregende) Vorstellung, dass er Sie völlig in der Hand hat. Wenn er sich von Ihnen fesseln lässt, ist das Gefühl des Ausgeliefertseins für ihn als Mann besonders intensiv. Gleichzeitig nimmt es ihm alle Möglichkeiten, aktiv ins Geschehen einzugreifen, und damit auch jeglichen Leistungsdruck, so dass er sich endlich mal völlig entspannt dem Genießen hingeben kann.

Fesselspiele gibt es in den unterschiedlichsten Variationen, von einfach nur gefesselten Handgelenken bis hin zum Ganzkörper-Päckchen oder dem Anbinden an Bettpfosten oder andere Fixpunkte.

Den allermeisten Menschen machen sie allerdings nur Spaß, solange sie nicht zu fest eingeschnürt werden – bläuliche Haut und Taubheitsgefühle sind nun mal einfach nicht sexy, sondern das erste Zeichen für ernsthafte Durchblutungsprobleme.

Falls Sie es sind, die Ihren Partner fesselt, lohnt es sich, auf leicht zu öffnende Knoten zu achten oder gleich eine Schleife an einer Stelle zu machen, die Ihr Opfer nicht richtig erreichen kann – das erspart es Ihnen, Ihren teuren Seidenschal danach mit der Schere zu öffnen. Im Eifer des Gefechts hat sich schon so mancher Knoten fester zugezogen, als jemals geplant war.

Mein Fetisch, dein Fetisch

Ein Fetisch kann nahezu alles sein: Ein Gegenstand, ein Körperteil oder auch eine bestimmte Situation – Hauptsache, er hat für seinen Anhänger eine besondere erotische Bedeutung und bringt seine Erregung auf höhere Ebenen. Je nachdem, wie wichtig der Fetisch zum Erleben einer erfüllten Sexualität ist, kann seine Bewertung zwischen „netter kleiner Spleen" und „durchaus problematisch" schwanken.

Wenn ein Mann sich nur noch zum Orgasmus fähig fühlt, wenn er Lack und Leder auf seiner Haut fühlt oder sich in einer öffentlichen Umkleidekabine befindet, könnte es sein, dass er zunächst mal beim Psychologen besser aufgehoben ist als in Ihrem Bett.

Wenn er dagegen vor Begeisterung vergeht, sobald er Ihren kleinen Zeh zu Gesicht bekommt, haben Sie ein prima Lockmittel, um ihn besonders schnell und effektiv zu verführen.

Erschrecken Sie also nicht gleich, wenn sich Ihr Liebster als kleiner Fetischist entpuppt: Die Chancen stehen gut, dass Sie sich dadurch noch leichter in seine begehrte Sex-Göttin verwandeln können, denn die meisten Fetische sind durchaus harmlos und sogar für beide Seiten sexy. Und haben wir nicht alle einen kleinen Fetisch, der uns blitzschnell die Knie zittern lässt? Zum Beispiel sein Grübchen am Kinn, wenn er lacht, das Gefühl von seidigen Dessous auf unserer Haut, seine Tätowierung oder den Duft seiner Haare?

Die Frage ist also nur, wie Sie das Spiel mit seinen und Ihren Fetischen nutzen können, um noch mehr Lust miteinander zu erleben.

Im Reich der Fantasie

Erinnern Sie sich? Die wichtigste erogene Zone bei Männern (wie auch bei Frauen) liegt im Kopf und lässt sich durch sinnliche Anblicke, Berührungen und vor allem durch Vorfreude ganz hervorragend stimulieren. Die Vorfreude auf Sex wird jedoch nicht nur durch direkte Ankündigungen oder die Erinnerung an schon erlebte Freuden geweckt: Mindestens ebenso stark reagiert sie auf die Macht der Fantasie.

Sogar Männer, die sonst kaum Spuren von Kreativität erkennen lassen und niemals nur mit Hilfe ihrer Vorstellungskraft sagen könnten, ob die tollen Schuhe dort im Schaufenster zu Ihrem Lieblings-Outfit passen könnten, verfügen in sexueller Hinsicht mit Sicherheit über jede Menge Fantasie. Es gibt wohl keinen Mann, der sich nicht gelegentlich erotischen Tagträumen hingibt. Diese reichen vom Sex mit dem neu-

Man sagt, dass die schönsten Dinge im Kopf passieren. Teilen Sie Ihre Fantasien mit Ihrem Partner und machen Sie Wirklichkeit daraus.

esten Playmate des Monats über eine heiße Nummer auf dem Schreibtisch des Chefs bis hin zu der einfachen Überlegung, in welchen Stellungen sie noch am aufregendsten mit ihrer geliebten Partnerin Sex haben könnten – oder an welchen Orten.

Sexuelle Fantasien gehören zum Erotischsten, was wir ohne direkten Körperkontakt erleben können. Manche Menschen (Männer wie auch Frauen) können alleine durch sie so erregt werden, dass sie einen Orgasmus bekommen. Manche sexuelle Fantasien werden durch bestimmte Situationen oder den Anblick eines bestimmten Menschen ausgelöst, andere sind ein reines Produkt der Vorstellungskraft und haben mit der Realität nicht das geringste zu tun. Dennoch haben alle sexuellen Fantasien die Macht, große Erregung hervorzurufen und uns beim Sex kreativer und abenteuerlustiger zu machen.

Wecken Sie Ihre Fantasie – und seine

Viele der Tipps in diesem Buch zielen darauf ab, die Erregung Ihres Partners durch den kleinen Umweg über seine Vorstellungskraft zu wecken. Erotische Kleidung, sinnliche Bewegungen, die Erinnerung an gemeinsame Genüsse oder die Aussicht auf aufregenden Sex können die Fantasie eines Mannes zu Bestleistungen auflaufen lassen. Dies können Sie jedoch noch steigern: indem Sie seiner – und Ihrer eigenen – Fantasie ein paar Trainingseinheiten spendieren.

Auch die kreativsten Köpfe schaffen es nicht ständig, völlig neue, bisher unbekannte Ideen aus dem Nichts entstehen zu lassen. Statt dessen funktioniert die Fantasie die meiste Zeit über auf der Grundlage all dessen, was wir schon kennen. Je mehr abenteuerliche erotische Begegnungen Sie schon hatten, desto gewagter werden auch Ihre Fantasien ausfallen. Wer dagegen noch nie über Blümchensex hinausgekommen ist und selbst dabei am liebsten das Licht ausmacht, wird recht wenig Anschauungsmaterial für erotische Vorstellungen haben.

Die beste Methode, um der Fantasie eines Mannes neue Nahrung zu geben, sind Ihre eigenen Verführungskünste. Setzen Sie all das in die Tat um, was Sie in diesem und den vorangegangenen Kapiteln erregend, spannend oder auch einfach nur interessant finden. Die Erinnerung an gemeinsame schöne Stunden gehört zu den wichtigsten Quellen für neue, aufregende Bilder in seinem Kopf.

Die zweitbeste Methode, mit der Sie nicht nur seine, sondern auch Ihre Fantasie auf Hochtouren bringen können, sind die kreativen Einfälle anderer Leute: Erotische Geschichten oder Filme können ein wahres Feuerwerk der Lust entzünden, solange sie ein gewisses Niveau nicht unterschreiten.

Verabreden Sie sich für einen erotischen Abend und leihen Sie sich einen Sexfilm aus.

Es gibt zwar viele Männer, die zumindest mit Erotikfilmen schon einschlägige Erfahrungen gesammelt haben, und viele Filme, die sich frei von Sinn und Handlung nur auf das Zeigen nackter Tatsachen beschränken – aber die Fantasie der Männerwelt wird dabei höchstens mit unrealistischen Körpermaßen und unerreichbaren sexuellen Höchstleistungen irritiert.

Daneben existieren jedoch auch Filme, die durchaus unterhaltsam und auch aus weiblicher Sicht sehr ansehnlich sind – und ganz nebenbei sogar interessant und lehrreich. Im Anhang finden Sie nützliche Internet-Adressen, die Ihnen bei der Filmsuche helfen werden.

Überraschen Sie Ihren Liebsten also ruhig einmal mit einem gemeinsamen Filmabend der anregenden Art – und lassen Sie sich nicht davon abhalten, dass auf dem Bildschirm Gezeigte bei Gefallen auch auf dem Wohnzimmerteppich nachzuturnen. Da Männer ja bekanntlich besonders stark auf visuelle Reize reagieren, könnte es allerdings sein, dass die Filmvorführung sehr kurz ausfällt. Aber danach ist Ihrer beider Fantasie sicher trotzdem um einige erregende Bilder reicher.

Lesen Sie zusammen erotische Geschichten. So können Sie leichter ihre Fantasien austauschen.

Erotische Literatur hat dagegen in Männerkreisen einen weitaus geringeren Verbreitungsgrad. Dies ist eigentlich sehr schade, denn das Kino im Kopf kann für mindestens ebenso viel Erregung sorgen wie das filmische Anschauungsmaterial.

Es bringt zudem den Vorteil, dass es auf direktem Wege die Fantasie in Fahrt bringt – ohne Ablenkung durch vorgefertigte Bilder hat die eigene Vorstellungskraft viel mehr Raum zur Entfaltung. Besonders reizvoll sind sinnliche und erotische Geschichten, wenn Sie sie sich diese gegenseitig vorlesen, zum Beispiel als kleine Bettlektüre. Auch hierzu finden Sie im Anhang interessante Buchvorschläge und Websites.

Leichter darüber reden

Neben der Anregung der Fantasie haben erotische Bilder, Geschichten und auch Filme übrigens noch einen weiteren großen Vorteil: Sie bieten die Möglichkeit, viel leichter über eigene sexuelle Fantasien oder Wünsche zu sprechen. Anstatt mit den richtigen Worten zu ringen oder vergeblich zu versuchen, das Bild im Kopf in verständliche Sätze zu kleiden, lässt es sich mit ihrer Hilfe sehr einfach sagen: „Das möchte ich ja auch gerne einmal ausprobieren!" Auch für Fragen nach sexuellen Vorlieben, die sonst vielleicht gar nicht so leicht über die Zunge kommen, ist konkretes Anschauungsmaterial (beziehungsweise eine detaillierte, schwarz auf weiß gedruckte Beschreibung) ein guter Aufhänger.

„Würde dir das auch gefallen?" ist doch viel unverfänglicher zu artikulieren als „Möchtest du, dass ich an deinen Hoden sauge, während ich deinen Penis massiere, und dabei nicht mehr als fliederfarbene Strapse, Netzstrümpfe und High-Heels trage?"

Spiel mit mir!

Für viele Männer liegt ein großer Reiz in der Vorstellung, manche ihrer sexuellen Fantasien auch einmal in der Realität auszuleben. Ob dies möglich ist – und ob Sie dies genauso aufregend finden – liegt ganz daran, welche Fantasien Ihr Partner vielleicht insgeheim hegt, und welche er wirklich in die Tat umsetzen möchte. Der Traum vom Sex mit einer anderen oder an besonders riskanten Orten wie dem Büro des Chefs ist zum Glück bei den meisten Männern gar nicht so stark ausgeprägt – schließlich träumen auch wir gelegentlich von Sex mit George Clooney, Brad Pitt oder Orlando Bloom, ohne dies auch nur im Geringsten für realisierbar zu halten.

Andere Fantasien lassen sich dagegen viel einfacher in die Tat umsetzen – und ohne damit die Beziehung aufs Spiel zu setzen. Fantasievolle Spiele sind sehr reizvoll, weil sie viel Abwechslung und Spaß ins Schlafzimmer bringen können – oder wo immer sonst Sie von Ihren oder seinen Fantasien hingeführt werden.

Zu den beliebtesten realisierbaren Fantasien gehören Sex in den verschiedensten Verkleidungen oder extra-heißen Outfits, Rollenspiele, in denen die Partner sich in Unbekannte, unwiderstehliche Casanovas bzw. Sirenen oder Angehörige der unterschiedlichsten Berufsgruppen verwandeln (alle Arten von Uniformen, vom Seemann bis zur Krankenschwester, erfreuen sich dabei besonderer Beliebtheit), oder Sex an verbotenen, wildromantischen oder auch einfach nur ungewöhnlichen Orten.

Sie können sich Ihre Wünsche in dieser Beziehung entweder gegenseitig ganz offen gestehen und gemeinsam genussvoll an ihre Planung und Umsetzung gehen. Oder Sie machen ein kleines Spiel daraus, bei dem Sie Ihre Wünsche auf Lose schreiben und blind eines auswählen, sich aufregende kleine Briefe schreiben oder sich gegenseitig auf eine Schnitzeljagd schicken, die auf ein erotisches Ziel zuführt – lassen Sie Ihrer Fantasie auch in dieser Hinsicht einfach freien Lauf!

Bettgeflüster für schweigsame Kerle

Die einfachste Methode, um herauszufinden, was Ihren Liebsten so richtig heiß macht, wäre doch eigentlich, ihn einfach danach zu fragen – oder? Tja, leider Pech gehabt: Die Erfahrung lehrt, dass viele Männer nicht besonders gesprächig sind, wenn es um

Männer lieben Sex, sprechen aber leider sehr wenig darüber.

ihre besonderen Wünsche und Vorlieben im Bett geht. Männer lieben Sex, aber er nimmt nur selten den Umweg über ihr Sprachzentrum.

Daher hat ein großer Teil dieses Buches bisher davon gehandelt, wie Sie ihn ohne große Worte anmachen, scharf machen und um den Verstand bringen können.

Natürlich ist es trotzdem gut, gelegentlich einmal nachzufragen: Einfache Fragen wie „Ist das gut so?" oder „Na, und wie gefällt dir das?" lassen sich glücklicherweise ohne viele Worte beantworten und geben Ihnen die Gewissheit, dass Sie gerade auf dem richtigen Weg sind. Pornoreife Ansagen wie „Mach's mir, du Hengst" sorgen dagegen entweder für unsinniges Befremden oder für spontane Heiterkeitsausbrüche.

Was Sie ihm schon immer mal sagen wollten

Manchmal lohnt es sich trotzdem, einige Worte mehr über die schönste Nebensache der Welt zu verlieren. Zum Beispiel, wenn Sie ihn noch schneller auf Touren bringen wollen: Kein Mann kann widerstehen, wenn Sie ihm ein „Ich will …" ins Ohr flüstern – solange der Rest des Satzes im weiteren Sinne mit Sex zu tun hat. Aussagen wie „Ich will dich", „Ich will mit dir schlafen", „Ich will dich ganz tief in mir spüren" oder auch „Ich will, dass du …" (dieses oder jenes mit mir machst) klingen in Männerohren einfach unwiderstehlich. Halten Sie sich nicht mit höflichen Floskeln oder schüchternem „Bittebitte" auf,

> **Verkaufen Sie Ihre geheimen Fantasien doch einfach mal als erotischen Traum der letzten Nacht.**

wenn Sie genau wissen, was Sie wollen. Männer stehen auf klare Ansagen, und Ihre Direktheit wird seine Lust auflodern lassen wie ein Schuss Spiritus das Grillfeuer (ist dabei aber wesentlich ungefährlicher).

Bei anderen Gelegenheiten werden Sie vielleicht trotzdem lieber auf all Ihren Charme und Ihre süßeste Prinzessinnen-Stimme zurückgreifen. Ein zartes Säuseln kombiniert mit einem verführerischen Augenaufschlag kann einem Mann schon mal den eigenen Willen rauben. Zum Beispiel, wenn Sie ihn zu einem abenteuerlichen Experiment verführen wollen oder ihm Ihre geheimsten sexuellen Fantasien gestehen.

Für letzteres gibt es einen besonders bewährten Trick, wenn Sie nicht allzu direkt mit der Tür ins Haus fallen wollen: Verkaufen Sie Ihre Wünsche als erotischen Traum von letzter Nacht, und Sie können erst einmal seine Reaktion darauf testen, ohne eine große Blamage zu riskieren. Sie können schließlich nichts dafür, wenn Sie so aufregende Träume haben!

Natürlich wird er Ihnen vermutlich im Laufe der Zeit auf die Schliche kommen, wenn Ihre Träume und Ihre gemeinsamen Abenteuer immer heißer werden. Die meisten Männer wissen diese indirekte Methode trotzdem sehr zu schätzen – schließlich haben auch sie so die Möglichkeit, nicht weiter darauf einzugehen, ohne ihre Partnerin direkt vor den Kopf zu stoßen.

Falls Ihnen das eindeutig sexuelle Vokabular nicht so leicht über die Zunge geht und Worte wie Vagina oder Penis Sie zu sehr an den Besuch beim Arzt erinnern, können Sie dafür auch einfach Ihren eigenen Code erfinden. Das macht Spaß und verbindet.

Die Poesie zeigt uns seit vielen Jahrhunderten, wie man ganz unbefangen über Blumen, Architektur oder niedliche Vögel sprechen und dabei etwas ganz anderes im Sinn haben kann. Praktischer veranlagte Menschen greifen zu kulinarischen Metaphern, und sogar mit dem Wortschatz von Heimwerkern und Sportlern lässt sich notfalls etwas anfangen. Das kann zwar am Anfang in große Albernheit ausarten, aber sobald Sie ein eingespieltes Team sind, ist es einfach klasse, sich ohne roten Kopf sogar vor den Ohren der Schwiegermutter mitteilen zu können, was Sie nachher noch alles Aufregendes miteinander vorhaben.

Pannenhilfe

Was zu guter Letzt im Repertoire keiner Sex-Göttin fehlen sollte, ist das wichtigste Grundwissen über Pannenhilfe: Was ist zu tun, wenn er zu früh, zu spät oder gar nicht kommt?

Es gibt kaum etwas, das so schlimm für das männliche Ego ist, wie eine Panne im Bett. Sei es, dass sein bestes Stück einfach nicht mitspielen will, dass er früher kommt, als ihm (und natürlich Ihnen) lieb ist, oder einfach nur, dass er das Gefühl hat, Sie nicht so richtig befriedigen zu können. Männer verdrängen solche Probleme zwar gerne, aber nur, um dann umso mehr am Boden zerstört zu sein, wenn sie doch mal wieder auftauchen.

Als perfekte Liebhaberin können Sie in solchen Situationen die meisten Punkte sammeln, indem Sie das Problem nicht noch größer machen, als es sowieso schon für ihn ist. Bissige Kommentare oder Spott in solchen Momenten können sein Ego vollends knicken – und

Zeigen Sie Fingerspitzengefühl bei sexuellen Pannen.

zwar dauerhaft. Und nicht nur sein Ego, sondern auch sein bestes Stück. Es gibt kaum eine andere Situation, in der Männer bei Frauen Humor und Verständnis so sehr zu schätzen wissen, wie bei sexuellen Pannen.

Wichtig ist vor allem, dass Sie keine große Affäre aus dem Fehlschlag machen – selbst wenn er es tut.

Jeder Mann hat gelegentlich einmal kleine Aussetzer. Das ist ganz normal und kann durch Stress, Sorgen oder Ärger genauso schnell hervorgerufen werden wie durch allzu große Lust. Gerade wenn er vor Lust schier platzen könnte, hält mancher Mann es beim Liebesspiel sogar oft nicht so lange durch, wie er es gerne hätte. Das kann im ersten Moment natürlich für Verwirrung oder Frust sorgen. Aber besonders in diesem Fall können Sie die „Panne" ganz gelassen hinnehmen: Er wird nämlich bestimmt bald wieder einsatzbereit sein, und dann eine ganze Weile länger durchhalten. Und in der Zwischenzeit fällt Ihnen sicher etwas ein, wie Sie ihm und sich mit Lippen und Händen die Zeit vertreiben können. Bestärken Sie ihn einfach darin, dass beim nächsten Mal sicher wieder alles ganz nach Wunsch läuft.

Obwohl manche Männer nach einer Panne im Bett lieber ihre Ruhe haben und sich ganz in sich zurückziehen wollen, ist es meistens doch ganz willkommen, wenn Sie trotzdem noch für etwas Spaß im Bett sorgen, zum Beispiel durch innige Küsse, kleine Neckereien und die eine oder andere Streicheleinheit.

Machen Sie dabei aber klar, dass Sie keinerlei Erwartungen hegen, sondern sich nur etwas vergnügen wollen – sonst setzt sich der Ärmste am Ende selbst noch unter Leistungsdruck.

Falls sich Ihr Schatz die meisten Sorgen darüber macht, dass er Sie vielleicht nicht richtig befriedigen könnte, können Sie ihm diese Last ganz einfach von den Schultern nehmen. Erinnern Sie ihn doch einfach daran, dass er Sie mit seinen Händen und seiner Zunge genauso leicht – wenn nicht sogar noch leichter – zum Höhepunkt bringen kann. Und dabei garantiert die volle Kontrolle über Ihren und seinen Körper hat.

> **Es gibt mehr als nur einen Weg, Sie zum Höhepunkt zu bringen.**

Und danach?

Nach dem Spiel ist vor dem Spiel – die alte Fußballer-Weisheit hat sich auch beim Spiel mit Erregung und Lust bewährt. Das immer wieder durch sexuelle Ratgeber geisternde „Nachspiel" gibt es in diesem Sinne also nicht: Lust, Erregung und sexuelle Erfüllung sind ein roter Faden, der unser gesamtes Leben durchzieht, auch wenn er mal stärker und dann mal wieder kaum zu sehen ist. Machen Sie sich daher keine Gedanken, wenn Sie sich von Zeit zu Zeit weniger sexy und weniger an Sex interessiert fühlen, aber andererseits manchmal auch besonders sexbesessen sind – dies wird durch viele Faktoren beeinflusst, und nicht zuletzt auch durch die monatlichen Schwankungen in unserem Hormonspiegel. Männer gewöhnen sich sehr schnell an diesen Rhythmus, wenn Sie dazu stehen und Ihrer Lust freien Lauf lassen, sobald Ihnen der Sinn danach steht.

Setzen Sie sich bitte niemals unter Druck, unbedingt jetzt! sofort! zum Sex bereit sein zu müssen, wenn Ihnen einfach nicht danach ist!

Nur so können Sie sich die unbefangene Einstellung zur Sexualität bewahren, die nötig ist, um zu anderen Zeiten Ihre Lust unbeschwert ausleben zu können – und dafür wird Sie jeder Mann unendlich mehr lieben als für beiläufigen Sex, zu dem Sie sich nur ihm zuliebe überreden. Je spielerischer, freier und selbstsicherer Sie mit Ihrer Sexualitä umgehen, desto erfüllender sind auch Ihre sexuellen Begegnungen– und zwar für beide Partner.

Höhepunkte unbeschwert genießen

Ob zeitgleich oder nacheinander: Der Orgasmus ist für die meisten Männer in jeder Hinsicht der Höhepunkt beim Sex, auf den ein tiefes Tal der Erschöpfung folgt. Je nachdem, wie jung, hormongeladen und trainiert ein Mann ist, kann er zwar teils schon erstaunlich bald wieder eine Erektion bekommen, aber davor ist auf jeden Fall eine deutliche Erholungspause für sein bestes Stück nötig. Das Klischee vom Mann, der nach dem Orgasmus zur Seite rollt und schnarchend einschläft, ist daher gar nicht so unbegründet – bei vielen Männern ist die Erschöpfung sogar umso größer, je überwältigender vorher der Sex war.

Und nach dem Sex: Frauen wollen reden und Männer schlafen.

Nehmen Sie es also nicht persönlich, wenn Ihr Liebster nach Ihren Verführungskünsten kaum noch die Augen offen halten kann – es kann immerhin ein Zeichen dafür sein, dass Sie ihm gerade den tollsten Sex seines Lebens beschert haben!

Aus weiblicher Sicht ist die Zeit nach dem Sex dagegen oft weniger von Erschöpfung, sondern vielmehr vom Wunsch nach Zärtlichkeit geprägt. Viele Frauen wünschen sich jetzt Aufmerksamkeit und eine Bestätigung der füreinander empfundenen Gefühle, sie möchten kuscheln und mit ihrem Partner reden – und haben damit ganz andere Bedürfnisse als ihr erschöpfter Don Juan. Und zwar vor allem dann, wenn sie sich selbst nicht ausreichend befriedigt fühlen.

Eine kluge Liebesgöttin sorgt nicht zuletzt aus diesem Grund dafür, dass sie mindestens ebenso viel Spaß beim Sex hat wie ihr Partner.

Zusätzlich können Sie ganz aktiv dafür sorgen, dass das unterschiedliche Kuschel-Bedürfnis nicht zur Gefahr für Lust und Liebe wird, indem Sie die Sache einfach selbst in die Hand nehmen und sich in den Arm Ihres Partners schmiegen.

Er wird sicher nichts dagegen haben, wenn Sie seinen Körper auch nach dem Sex noch etwas für sich beanspruchen – solange Sie dabei keine geistigen Aktivitäten von ihm verlangen. So können Sie beide die ausgepowerte, entspannte, erfüllte Zeit nach einem Höhepunkt in aller Ruhe genießen – und so ganz von alleine schon eine gewisse Vorfreude auf das nächste Mal zum Leben erwecken, wenn Sie wieder mit Lust und Liebe wunderbaren Sex mit Ihrem Partner haben.

Anhang

Zum Weiterlesen

Paul Joannides: Wild Thing. Sextipps für Boys an Girls, München 2002 (Mosaik bei Goldmann)

Pschyrembel Wörterbuch Sexualität, Berlin 2002 (de Gruyter)

Ian Kerner: Mehr Lust für ihn. Was Männer beim Sex verrückt macht, München 2007 (Mosaik bei Goldmann)

Jan van Amstel: Sex-Knigge für Frauen. Ein Mann verrät, wie SIE die perfekte Liebhaberin wird, München 2004 (Knaur)

Lou Paget: Die perfekte Liebhaberin. Sextechniken, die ihn verrückt machen, München 2000 (Mosaik bei Goldmann)

Gael Greene: Wie man eine Feige isst, München 2005 (Wilhelm Heyne Verlag)

Anne West: Handbuch für Sex-Göttinnen. 696 Tipps für den besten Sex Ihres Lebens, München 2007 (Knaur)

Kalashatra Govinda: Tantra. Geheimnisse östlicher Liebeskunst, München 2000 (W.Ludwig Buchverlag)

Lucia A. Fischer: Magic Touch. Erotische Partnermassage, München 2008 (blv)

Christian Rätsch, Claudia Müller-Ebeling: Lexikon der
Liebesmittel. Pflanzliche, mineralische, tierische und
synthetische Aphrodisiaka, Aarau 2003 (AT Verlag)

Isabel Allende: Aphrodite. Eine Feier der Sinne, Frankfurt
2005 (Suhrkamp)

Erotischer Lesestoff

Vanessa Brent: Mallorquinischer Reigen, Reinbek bei
Hamburg 2004 (Rowohlt Taschenbuch Verlag)

Luna: Saftig. Erotische Stories, München 2007 (Heyne
Taschenbuch)

Stephan Schlage & Krischan Schoeninger (Hg.): Nachts
sind alle Katzen geil. Erotische Geschichten, Berlin
2007 (Edition Erozuna)

Bettina Hesse (Hg.): All die schönen Sünden. Ein erotisches
Lesebuch, Reinbek bei Hamburg 2003 (Rowohlt
Taschenbuch Verlag)

Dieter Mathiak (Hg.): Blüten der Lust. Ein Lesebuch,
Reinbek bei Hamburg 2002 (Rowohlt Taschenbuch
Verlag)

Erotisches im www

www.ladiesfirst.de: Erotik-Shop speziell für Frauen

www.erotik-toys.de: Sex-Spielzeug in allen Variationen

www.lustmittel.de: Portal für erotische Literatur mit
Erotikboutique für alles, was die Libido begehrt

www.adultshop.de: Onlineshop für alles, was mit Erotik und Sex zu tun hat

www.emotionalbliss.com: von Frauen für Frauen entworfene Vibratoren und interessante Infos

www.sexualpositionsfree.com: Inspirationsquelle für vielerlei Liebesstellungen, dargestellt von garantiert nicht peinlichen Holz-Modellpuppen (auf Englisch)

www.eroticartmuseum.de: Webseite des Erotic Art Museums in Hamburg

www.das-erotische-kabinett.de: Umfangreiches Angebot an Literatur, Fotografie und Kunst zu den Themen Erotik und Sexualität

www.dessous.de: wie der Name schon sagt – alles von Spitzen bis Latex

www.ars-vivendi.de: Alles von Korsagen über Sexspielzeug bis hin zu Erotischer Kunst

www.das-erotische-sekretariat.de: Buchtipps, Filmtipps, Kurzgeschichten, Erotische Kunst und noch viel mehr

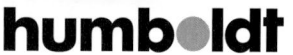
Beatrice Wagner

Männer

Die längst fällige Bedienungsanleitung

160 Seiten, 12,5 x 18,0 cm, Broschur
ISBN 978-3-89994-163-0
€ 8,90

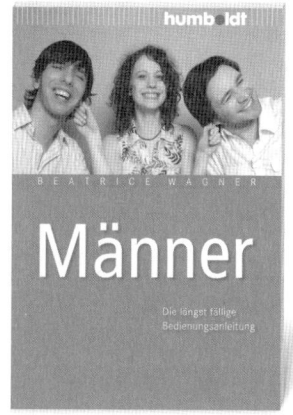

Männer sind eine Wissenschaft für sich. Fast jede Frau fragt sich zuweilen, warum der Partner in bestimmten Situationen so und nicht anders reagiert. Dieses Buch hat die Antworten: Es stellt unterschiedliche Männertypen vor, hilft bei Beziehungsproblemen und bietet Lösungen für versteckte Konflikte. Mit dieser Bedienungsanleitung haben es Frauen mit Männern endlich leichter!

- Praktische Tipps, voller Witz und Charme
- Das einzige Buch, das die Erfahrungen von Männern und Frauen mit den neuesten Erkenntnissen aus der Psychologie vereint

Die Autorin

Beatrice Wagner hat zahlreiche Bücher und Artikel zu den Themen Partnerschaft, Liebe und Sexualität veröffentlicht. Für diese praktische „Bedienungsanleitung" hat die promovierte Humanbiologin und Hirnforscherin Frauen und Männer aus ganz Deutschland interviewt.

Stand Juli 2008. Änderungen vorbehalten.

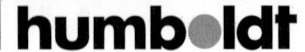

humb●ldt

...bringt es auf den Punkt.

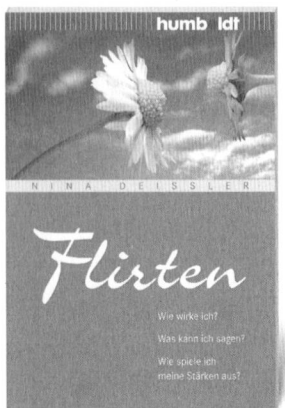

Nina Deißler

Flirten

Wie wirke ich?
Was kann ich sagen?
Wie spiele ich
meine Stärken aus?

176 Seiten, 12,5 x 18,0 cm, Broschur
ISBN 978-3-89994-164-7
€ 7,90

Lebensnahe und konkrete Tipps statt peinlicher Sprüche! Deutschlands „Datedoktorin" Nina Deißler verrät, wie man ganz leicht und charmant Kontakte knüpft. Mit ihrer Hilfe lernen Sie, Ihr eigenes Potential zu erkennen und zu entwickeln – statt den Traumpartner mit alten Flirtsprüchen zu langweilen oder aus Angst vor Versagen zu verpassen. Denn: Flirten kann man lernen!

- Professionelle Hilfe von der bekannten Flirt-Expertin Nina Deißler
- Schritt für Schritt zum perfekten Flirt
- Lebensnahe und konkrete Tipps statt peinlicher Sprüche

Die Autorin
Nina Deißler gibt seit vielen Jahren Flirtkurse und bietet auf ihrer Internetseite www.kontaktvoll.de praktische Tipps für Menschen auf Partnersuche. Die populärsten Magazine, Fernseh- und Radiosender fragen Nina Deißler, wenn sie eine Expertin in Sachen Flirten benötigen.

Stand Juli 2008. Änderungen vorbehalten.

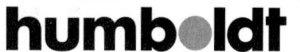
Jutta D. Blume

Ich dich auch, Liebling

**Warum Beziehungen
wundervoll sind, wenn man
miteinander spricht**

176 Seiten, 12,5 x 18,0 cm, Broschur
ISBN 978-3-89994-212-5
€ 8,90

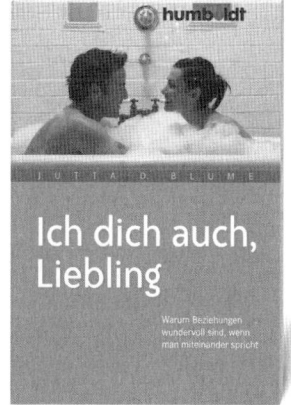

Wenn in einer Partnerschaft die Kommunikation erlischt, leeren sich die Beziehungs-Akkus rapide. Eine Trennung scheint oft unvermeidlich. In diesem Buch erfahren Sie, wie es zum großen Schweigen in einer Beziehung kommen kann. Hier finden Sie ganz praktische Lösungswege. Mit vielen Beispielen aus dem Alltag, leicht und angenehm zu lesen.

- Der praktischste Ratgeber zum Beziehungskiller Nr. 1
- Leicht und angenehm zu lesen
- Viele Beispiele und praktische Tipps für den Alltag

Die Autorin
Jutta D. Blume leitet eine Praxis für Psychotherapie und ist eine gefragte Therapeutin bei der Behebung von Beziehungskonflikten. Den Hörern von WDR 5 ist sie seit vielen Jahren als Expertin in Beziehungsfragen bekannt.

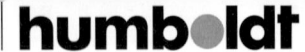

humb●ldt

... bringt es auf den Punkt.

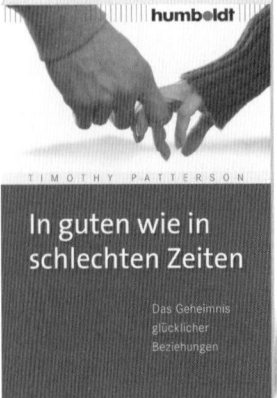

Timothy Patterson

In guten wie in schlechten Zeiten

Das Geheimnis glücklicher Beziehungen

264 Seiten, 12,5 x 18,0 cm, Broschur
ISBN 978-3-89994-156-2
€ 8,90

Einen neuen Partner finden? Die Partnerschaft bereichern? Das ist gar nicht so schwer! In diesem Ratgeber lernen Sie die inneren Regeln und Mechanismen der Liebe kennen. Und erfahren auf unterhaltsame Weise auch, wie Sie sie ganz praktisch für sich einsetzen können. So werden Liebe und Partnerschaft noch wertvoller und schöner!

- Die Mechanismen der Liebe einfach erklärt
- Praktische Tipps für eine erfüllte Partnerschaft
- Mit vielen Beispielen und Übungen

Der Autor

Timothy Patterson arbeitet als Therapeut (Eheberatung und Lebensberatung) in Berlin und Edinburgh, als Vortragsredner und Seminarleiter. Seine Methode beruht auf der Kombination seiner Studienfächer Psychologie und Film- und Theaterwissenschaften.